47
1,29
W0401821

Dosierungsangaben von Medikamenten
Die Autoren haben alle Anstrengungen unternommen, um sicherzustellen, daß Auswahl und Dosierungsangaben von Medikamenten im vorliegenden Text mit den aktuellen Vorschriften und der Praxis übereinstimmen. Trotzdem muß der Leser im Hinblick auf den Stand der Forschung, Änderung staatlicher Gesetzgebungen und den ununterbrochenen Strom neuer Forschungsergebnisse bezüglich Medikamentenwirkung und Nebenwirkungen darauf aufmerksam gemacht werden, daß unbedingt bei jedem Medikament der Packungsprospekt konsultiert werden muß, um mögliche Änderungen im Hinblick auf Indikation und Dosis nicht zu übersehen.

ISBN 3-88756-404-9
3. Auflage 1985
© 1983 Einhorn-Presse Verlag, Reinbek
Alle Rechte vorbehalten
Printed in Germany

NORDMARK
INFO-SERVICE
NEUROPATHIE

Periodica Medica 5

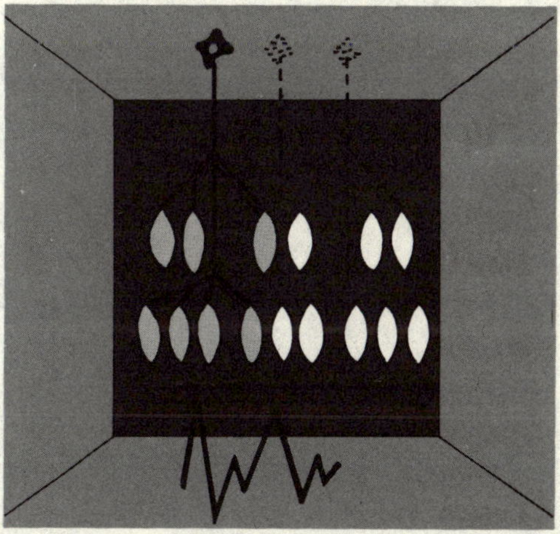

Therapeutische Möglichkeiten bei Polyneuropathien

F. Láhoda / W. Werner

Einhorn-Presse Verlag

Inhalt

Vorwort zur 3. Auflage

Neuropathische Krankheitsbilder bei Thiamin-, Pyridoxin- und Cobalaminmangel werden dank der Fortschritte in der Neurologie häufiger diagnostiziert und behandelt. Damit parallel steigt das Interesse an entsprechender Literatur. Auch die zweite Auflage der Therapeuthischen Möglichkeiten bei Polyneuropathien ist bereits vergriffen, so daß eine dritte, unveränderte Auflage notwendig wurde.

Hypovitaminosen, die sich in vorwiegend subklinischen Beschwerdebildern äußern, nehmen zu. Gründe dafür sind Veränderungen der Gewohnheiten der Verbraucher. So wird Schweinefleisch, das reich an B-Vitaminen ist, immer mehr durch Rindfleisch ersetzt. Anstatt Vollmilch mit ihrem Gehalt an Vitaminen A und B_1 wird Magermilch bevorzugt.

Quickfood-Restaurants und Imbiß-Buden haben Hochkonjunktur. Etwa 25% der Bundesbürger nehmen mindestens eine Mahlzeit in der Firmenkantine ein. Das Problem der Gemeinschaftsverpflegung ist jedoch, daß durch die dort üblichen Koch- und Warmhaltezeiten besonders die wasserlöslichen Vitamine, also u. a. wieder Thiamin, Pyridoxin und Cobalamin fast völlig zerstört werden.

Verbunden mit erhöhtem Alkoholkonsum und Stoffwechselkrankheiten, wie Diabetes mellitus, ruft eine solche Lebensweise rasch Vitaminmangelzustände hervor, welche die entsprechenden Symptome seitens des peripheren Nervensystems zeigen. Bei peripheren Neuropathien ermöglicht eine frühzeitige Diagnose bekanntlich eine erfolgreiche Therapie. Möge auch die dritte Auflage dazu einen Beitrag leisten.

Vorwort zur 2. Auflage

Jahrhunderte litt die Menschheit - z. B. die alten Seefahrer auf monatelangen Segelfahrten fast regelmäßig - unter Erkrankungen, die nicht als Mangelkrankheiten im heutigen Sinne erkannt worden waren. Die Möglichkeit, diesen Mangel durch frische Lebensmittel zu beheben, war zwar bekannt, die Zusammensetzung dieser Kost, sofern sie in der Lage war, die Gesundheit zu erhalten, wurde jedoch geheimgehalten, denn der strategische Vorteil dieses Wissens wurde schnell erkannt. Die militärische Stärke einer Armee oder das Potential einer Flotte basierte im wesentlichen auf der Gesundheit der Männer, weniger auf der Anzahl oder gar auf dem Vorteil der Waffen.

So war es fast folgerichtig, daß die Entwicklung der Vitaminologie primär nicht von den Mangelkrankheiten ausging. Die Wissenschaft mußte einen langen Irrweg zurücklegen, bis die Zusammenhänge erkannt wurden. Die ersten nennenswerten Fortschritte beruhten auf der Kenntnis der in unserer Nahrung enthaltenen Hauptnährstoffe. Erkannt wurde die Bedeutung dieser Nährstoffe als Betriebsstoffe für die Lieferung von Energie und des weiteren als Aufbaustoffe für die Erhaltung des Körpers. Die alten Publikationen lassen Ratlosigkeit und Verblüffung darüber erkennen, daß man auf diesem Weg nur wenig vorangekommen war. 1873 fütterte FORSTER Hunde und Tauben mit Eiweiß, Fett und Kohlenhydraten, und dennoch starben die Tiere. Der Autor sah Salzmangel als Ursache dafür an. Andere, z. B. LUNIN, konnten diese Auffassung widerlegen. Ihre Studien zeigten, daß der Zusatz von Milchasche den Tod nur etwas hinauszögerte, Milchpulver dagegen die Tiere monatelang am Leben erhielt. Man schloß daraus, daß in der

Milch - außer den bereits als lebensnotwendig erkannten Grundnahrungsstoffen wie Fette, Eiweißkörper, Wasser, Kohlenhydrate, Salze - noch weitere unbekannte Stoffe vorhanden sein müßten, die für das Überleben der Tiere notwendig sind. Diese neue und auch nach heutigem Wissen richtige Erkenntnis führte jedoch damals nicht weiter. Sie paßte offenbar noch nicht zur damaligen Lehrmeinung.

In einem Großversuch bewies TAKAKI 1882 den Zusammenhang von Beriberi und einseitiger Reisnahrung. Die Beriberi trat nur noch selten auf, nachdem in der Verpflegung der japanischen Marine der Reis durch Brot, Obst, Gemüse und Fleisch ersetzt worden war. Das Ergebnis dieses - wie wir heute sagen würden - „Feldversuchs" wurde bald bestätigt und näher erläutert. VORDERMANN stellte auf Java 1895 und 1896 in zahlreichen Gefängnissen Statistiken auf, aus denen hervorging, daß die Gefangenen nur dann an Beriberi erkrankten, wenn sie ausschließlich polierten Reis erhalten hatten. Bei der Ernährung mit ungeschältem Reis blieben die Gefangenen gesund. Bei Fütterung mit geschältem Reis erkrankten auch Hühner, wie EIJKMAN 1896 zeigen konnte; nach einer Zugabe von Reiskleie wurden die Tiere wieder gesund. Somit konnte zum ersten Mal tierexperimentell eine Mangelerkrankung erzeugt und durch Substitution eine Heilung dokumentiert werden. Gewissermaßen nebenbei hatte man auf diese Weise eine Methode gefunden, die es erlaubte, unter bestimmten Versuchsbedingungen die Wirkung der Reiskleie zu studieren. Bekanntlich ist die Auffindung eines geeigneten Tests unerläßliche Vorbedingung für die Erforschung eines Wirkstoffes. Die Verhältnisse bei der Geflügel-Beriberi wurden also in der folgenden Zeit intensiv untersucht. EIJKMAN war der Ansicht, daß die Beriberi durch Toxine verur-

sacht werde, die aus den Kohlenhydraten des Reiskorns während des Stoffwechsels gebildet würden. Die Reiskleie sollte demnach diese Toxine unschädlich machen können. Erst GRIJNS erkannte, daß Reiskleie einen Stoff enthält, dessen Fehlen Beriberi als Mangelkrankheit hervorruft. Außerdem teilte er mit, daß dieser Stoff für den Nervenstoffwechsel wichtig sei.
In der Zwischenzeit gelang HOPKINS ein Fortschritt in der von LUNIN begonnenen Richtung. Er verabreichte Mäusen ein Nahrungsgemisch, das als Eiweiß Zeïn (aus Mais) enthielt, dem die Aminosäure Tryptophan fehlt. Etwa 2 Wochen später starben diese Tiere. Nachdem der Nahrung Tryptophan zugefügt worden war, verlängerte sich zwar die Lebensdauer, jedoch sahen die Tiere krank aus und starben dann nach 4 Wochen. Als Ergebnis dieser Untersuchung äußerte HOPKINS die Ansicht, daß Tiere mit einer Mischung reiner bekannter Nährstoffe nicht am Leben erhalten werden könnten und daß außer den bekannten Nährstoffen wie Kohlenhydrate, Eiweiße, Fette und Salze in der tierischen und pflanzlichen Nahrung noch zahlreiche unbekannte, aber wichtige Stoffe enthalten sein müßten.
HOLST und FRÖLICH beschäftigten sich mit der in der norwegischen Marine vorkommenden „Schiffsberiberi“. Für ihre Tierversuche verwendeten sie Meerschweinchen. Durch Fütterung mit poliertem Reis erwarteten sie, daß die Tiere an Beriberi erkrankten. Das war aber nicht der Fall. Die Erkrankung der Tiere konnte eindeutig als Skorbut diagnostiziert werden. Zum ersten Mal war es also gelungen, im Tierexperiment Skorbut hervorzurufen. Heute wissen wir, daß es sich um einen besonderen Zufall handelte, denn bekanntlich zeigen nur ganz wenige Tierarten Vitamin-C-Mangelerkrankungen; die meisten Tiere sind auf die Zufuhr dieses Stoffes nicht angewiesen.

Mit Überraschung wurde festgestellt, daß die Tiere auch bei Fütterung mit ungeschältem Reis, der Vögel vor Beriberi schützt, an Skorbut erkrankten. Beriberi und Skorbut konnten also nicht durch das Fehlen einer einzigen Substanz hervorgerufen werden; es mußte sich um zwei unterschiedliche Stoffe handeln. FRASER (1910) meinte, daß der Phosphorgehalt das wesentliche Prinzip für die Schutzwirkung gegen Beriberi darstelle, denn er hatte festgestellt, daß im unpolierten Reis mehr Phosphor enthalten ist als im polierten. Diese Schlußfolgerung bestätigte die von SCHAUMANN 1908 ausgesprochene Vermutung, daß Beriberi und Skorbut auf einem Mangel an organisch gebundenem Phosphor beruhen. FUNK konnte jedoch durch die Wirksamkeit phosphorfreier Diät gegen Beriberi die sogenannte „Phosphor-Theorie" zu Fall bringen. 1911 gewann er aus Reiskleie wirksame Kristalle und hielt sie für den reinen Wirkstoff. Er nannte diesen Stoff „Beriberi-Vitamin", da er in diesen Kristallen Stickstoff nachweisen konnte. Somit prägte FUNK den Begriff „Vitamin", einen einprägsamen und in den verschiedensten Sprachen gut klingenden Namen, der sich im Laufe der Zeit für die ganze biologische Gruppe einbürgerte. Der Autor hat sich auch um die weitere Nomenklatur Verdienste erworben, indem er die auf Vitaminmangel beruhenden Erkrankungen als „Mangelkrankheit" oder „Avitaminose" bezeichnete. Auf dem Gebiet der Beriberi konnte mit dieser Arbeit ein wesentlicher Fortschritt erzielt werden. Die große Zahl noch offener Fragen auf diesem Gebiet verzögerte jedoch die Reindarstellung des entsprechenden Vitamins. FUNK (1914), Mc COLLUM (1916) und andere konnten nachweisen, daß ein Mangel an „wasserlöslichem B" – das sie in Hefe, Weizenkeimlingen und Reis nachweisen konnten – bei Tauben Beriberi hervorruft. Der wasserlösliche

Faktor B wurde deshalb als identisch mit dem gegen Beriberi wirksamen Vitamin angesehen.
DRUMMOND schlug 1920 vor, den wasserlöslichen Beriberi-Schutzstoff ,,Vitamin B" zu nennen. Später wurden die Vitamine in der Reihenfolge ihrer Entdeckung dem Alphabet folgend mit großen Buchstaben bezeichnet. Dadurch waren besondere Namen, die sich möglicherweise bei näherer Kenntnis des Vitamins als unberechtigt hätten erweisen können, zunächst nicht erforderlich. Als Nachteil dieser Nomenklatur stellte sich jedoch heraus, daß einige Autoren den gleichen Buchstaben für verschiedene Vitamine bzw. unterschiedliche Buchstaben für ein und dasselbe Vitamin vorschlugen und verwendeten. Aus diesem Grund wurden dann die Vitamine eine Zeitlang nach ihrer Wirkung bezeichnet (z. B. Anti-Beriberi-Vitamin). Nach Klärung der chemischen Natur wurden schließlich neue Namen gebräuchlich, so z. B. ,,Aneurin", später dann ,,Thiamin" für Vitamin B_1.

Eine stürmische Entwicklung nahm die Vitaminologie besonders in den Jahren nach dem ersten Weltkrieg. Von großer Bedeutung war die Erkenntnis, daß nicht alle Tierarten ein Vitamin nötig haben. Widersprüchliche Erkenntnisse aus tierexperimentellen Untersuchungen konnten so geklärt werden. Auch die Bemühungen, Vitamine rein darzustellen, waren erfolgreich. 1926 wurde Vitamin B_1 isoliert, 1938 Vitamin B_6, und erst 1948 gelang es einer Arbeitsgruppe der Firma MERCK, aus der Leber rote Kristalle einer Substanz zu isolieren, die Vitamin B_{12} genannt wurde.
1937 gelang mehreren Gruppen fast gleichzeitig die Synthese von Thiamin. Ebenso war die Synthese des Pyridoxins Teamarbeit. Pyridoxamin und Pyridoxal wurden 1944 von HARRIS, HEYL und FOLKERS synthetisiert,

und erst 1973 konnte die erste vollständige Synthese von Cyanocobalamin von WOODWARD und ESCHENMOSER bekanntgegeben werden (MAUGH).
In jüngerer Zeit interessieren die Beziehungen der Vitamine untereinander (Synergismus und Antagonismus) und besonders gegenüber anderen Wirkstoffen. So konnte gezeigt werden, daß das phosphorylierte Vitamin B_1 (Thiaminpyrophosphat) mit einem Eiweiß (Apo-Enzym) zu einem Enzymkomplex zusammentritt. Ein Vitamin dient also als Baustein eines Enzyms. Erkenntnisse dieser Art häuften sich, und es handelte sich dabei stets um Vitamine der B-Gruppe. In der darauffolgenden Zeit sind Beziehungen zwischen Vitaminmenge und Nährstoffmenge in den Vordergrund des Interesses getreten. So hängt der Thiaminbedarf vorwiegend von der Kohlenhydratzufuhr ab. Bei Erhöhung des Kohlenhydratanteils der Nahrung wird deshalb bei gleichbleibender Gabe von Thiamin eine entsprechende Hypo- bzw. Avitaminose verursacht. Außerdem stellte man die Hypovitaminosen heraus, die bei zu geringer Vitaminzufuhr entstehen und deren Symptome nicht so deutlich wie die der Avitaminosen ausgeprägt sind, die aber gerade in Europa häufiger vorkommen als die ausgeprägten Avitaminosen. Nachdem die Vitamine als chemisch reine Substanzen erhältlich waren, entdeckte man neue, bisher unbekannte Wirkungen, die man in der pharmakologischen Forschung umfassend prüfte.
Diese Arbeiten wurden durch die Entdeckung der sogenannten Antivitamine erleichtert, d. h., durch Substanzen, die jeweils einem bestimmten Vitamin biologisch entgegenwirken und dem betreffenden Vitamin in der chemischen Struktur sehr ähnlich sind, also offensichtlich mit ihm um die entsprechenden Rezeptoren konkurrieren.

Der Begriff „Vitamin“ ließ sich weder in der Vergangenheit noch läßt er sich heute sehr leicht definieren. Allgemein wird als wichtiges Kriterium für eine Zuordnung zu den Vitaminen anerkannt, daß diese Wirkstoffe oder ihre Vorstufen dem gesunden Körper zugeführt werden müssen, um ihn leistungsfähig zu erhalten. Die Definition eines Vitamins als Wirkstoff, der in der Nahrung enthalten sein muß und dessen Fehlen bei einem an und für sich gesunden Körper Mangelerscheinungen hervorruft, hat sich im Laufe der Jahre durchgesetzt. Neuere Erkenntnisse, z. B. über das Vitamin D, haben diese Definition allerdings als unzutreffend charakterisiert. In bezug auf Thiamin, Pyridoxin und Cyanocobalamin gilt sie für die Spezies Homo sapiens jedoch nach dem heutigen Stand der Wissenschaft nach wie vor uneingeschränkt.

Einleitung

Im Vordergrund der therapeutischen Bemühungen bei Polyneuropathien und Polyneuritiden stehen, neben Ausschaltung eines möglichen exogenen toxischen Faktors, die wirksame Behandlung des basalen Stoffwechselprozesses, die Gabe von B-Vitaminen sowie krankengymnastische Maßnahmen. Engpaßsyndrome, vor allem das Carpaltunnelsyndrom, bedürfen meist einer chirurgischen Intervention bei gleichzeitiger Berücksichtigung von Stoffwechsellage und möglicher generalisierter Schädigung des peripheren Nervensystems. Das Ansteigen der Lebenserwartung und die dadurch zu erwartende Häufung peripher-neurologischer Erkrankungen - vor allem auch im höheren Lebensalter - lassen eine wirksame Prophylaxe und Therapie als vordringliches Ziel erscheinen. Beides ist nur durch systematische Klärung und Erforschung der stoffwechselbedingten pathogenetischen Zusammenhänge möglich.
Die Therapie der Polyneuropathien und Polyneuritiden spielt in der täglichen Praxis eine wichtige Rolle. Während die Polyneuropathien vorwiegend im Gefolge metabolisch-dystrophischer Prozesse und endo- bzw. exotoxischer Erkrankungen auftreten, umfaßt der Formenkreis der Polyneuritiden die infektiös-entzündlich, entzündlich-vaskulär und immunologisch bzw. sero-genetisch ausgelösten Krankheitsprozesse des peripheren Nervensystems.

Trotz zahlreicher widersprüchlicher Auffassungen hinsichtlich therapeutischer Möglichkeiten besteht aber im wesentlichen darüber Einigkeit, daß die Behandlung der Polyneuropathien und Polyneuritiden nur unter Berücksichtigung der Gesamtsituation zu befriedigenden Ergebnissen führt. Dies wird besonders deutlich, wenn man von der Tatsache ausgeht, daß die polyneuritisch-polyneuropathischen Krankheitsbilder meist Begleit- und Folgeerscheinungen bereits manifester oder klinisch noch latenter Allgemeinerkrankungen sind. Manifestationsform und Prognose der peripheren neurologischen Erkrankung werden also - abgesehen vom Lebensalter und der individuellen körperlichen Konstitution - letztlich durch das jeweilige Grundleiden bestimmt. Hinzu kommt, daß die pathogenetischen Ursachen und pathophysiologischen Zusammenhänge bei den meisten Polyneuropathien und Polyneuritiden noch weitgehend unbekannt sind und die jeweils vorherrschende Stoffwechsel- und Herz-Kreislauf-Situation einen wesentlichen Faktor hinsichtlich der medikamentösen Beeinflußbarkeit des peripheren Nervensystems darstellt.

Klinische Gesichtspunkte

Die bisherigen Statistiken zeigen, daß die Gruppe der Polyneuropathien zahlenmäßig im Vordergrund steht und eine ständig zunehmende Tendenz aufweist. Dies gilt vor allem für die metabolisch-dystrophischen Prozesse, als deren klassisches Beispiel nach wie vor die verschiedenen Formen der diabetischen Polyneuropathie anzusprechen sind.

Gerade hier zeigt sich im besonderen Maße, wie wichtig die Kenntnis der stoffwechselbedingten Zusammenhänge mit der jeweiligen neurologischen Symptomatik ist. Bei der diabetischen Polyneuropathie hat die früher vertretene These einer vorwiegend vasculären Genese dieser Erkrankung der Erkenntnis einer multifaktoriellen Entstehung weichen müssen. Um so schwieriger ist es, klinische Symptome wie Mißempfindungen, Gangstörungen und latente Paresen einem bestimmten Faktor kausal eindeutig zuzuordnen. Nach unseren Erfahrungen macht das Beispiel einer rudimentär funikulären Symptomatik bei latentem Diabetes mellitus, bei Gefäßschädigung, Hyperlipidämie, Urikopathie und Hepatopathie beispielsweise im höheren Lebensalter dies besonders deutlich. Endogen- und exogen-toxische Komponenten wie metabolische Acidose und die mögliche neurotoxische Wirkung oraler Antidiabetika komplizieren hierbei zusätzlich das Erkennen des schwerpunktmäßigen, pathogenetisch ins Gewicht fallenden Faktors bei der jeweiligen klinischen Symptomatik.

Obwohl interessanterweise die diabetische Stoffwechsellage und die latente bzw. manifeste Polyneuropathie nicht selten eine Diskrepanz aufweisen, ist therapeutisch trotzdem eine möglichst optimale Einstellung der Blutzuckerwerte und somit eine Vermeidung der häufig be-

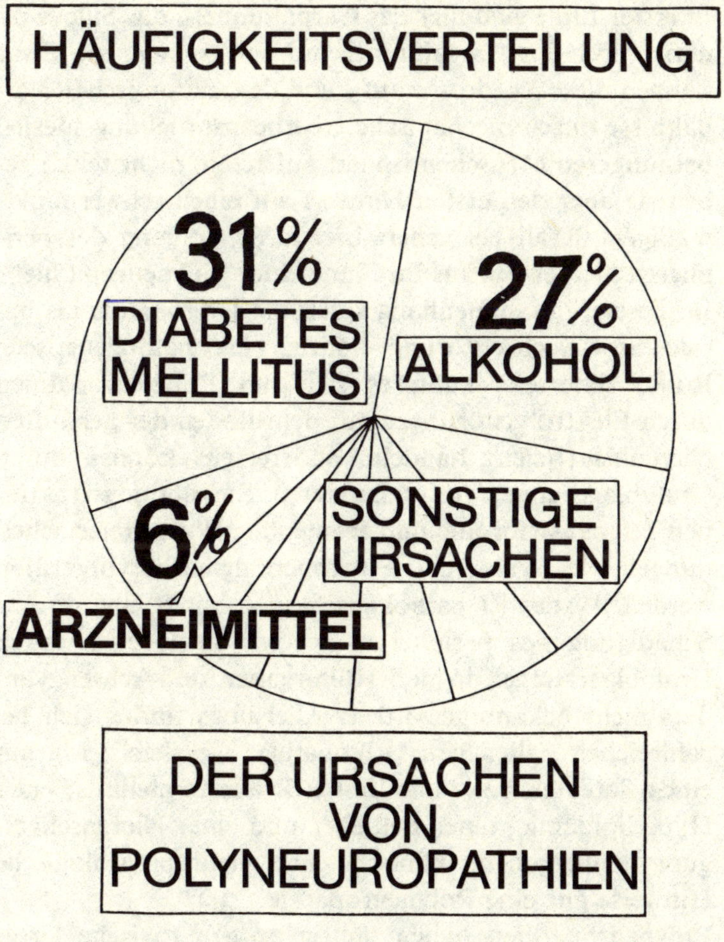

gleitenden Ketoacidose erforderlich. Gleiches gilt auch für die durch diabetische Begleiterkrankungen wie Nephropathie, Hepatopathie und Hyperlipidämie verursachten Veränderungen im Fett-, Eiweiß- und Elektrolythaushalt. Bei differentialdiagnostischen Erwägungen, vor allem, wenn schmerzhafte Polyneuropathien vorliegen, kommt den sogenannten Engpaßsyndromen eine große Bedeutung zu.

In erster Linie sind hier das Carpaltunnel-, das Sulcus ulnaris- und das Tarsaltunnelsyndrom zu nennen. Zwar können diese Syndrome aufgrund der anatomischen Verhältnisse durch mechanische Überbeanspruchung speziell bei jüngeren Menschen isoliert auftreten, nicht selten geben sie aber den ersten Hinweis auf einen schwerpunktmäßigen Befall bei generalisierter Schädigung des peripheren Nervensystems im Sinne einer Polyneuropathie.

In diesem Zusammenhang spielt die Urikopathie als basale Stoffwechselstörung häufig eine pathogenetische Rolle. Einerseits kann es sich um Polyneuropathien durch Elektrolytstörungen auf dem Boden der gehäuften Niereninsuffizienz handeln, andererseits können durch Uratablagerungen mit sekundären Entzündungsreaktionen Engpaßsyndrome und segmentale Wurzelreizerscheinungen wie Ischias und Plexusneuralgien hervorgerufen werden. Bisher ist pathologisch-anatomisch eine direkte Schädigung des peripheren Nervensystems etwa durch Uratablagerungen in den Hüllorganen des Achsenzylinders nicht bekanntgeworden. Allerdings finden sich bei zahlreichen Fällen von Urikopathie, die gleichzeitig mit einem latenten bzw. manifesten Diabetes mellitus, einer Hyperlipidämie, einer Fettleber und einer Nierenschädigung einhergehen, klinische und neurophysiologische Hinweise auf eine Polyneuropathie.

Polyneuropathien haben häufig exogen toxische Ursachen. Schmerzhafte Polyneuropathien, speziell im höheren Lebensalter, werden zunächst häufig von den Patienten selbst mit einer Reihe von Schmerz- und Schlafmitteln behandelt, so daß zusätzlich ein exogen-toxischer Faktor ins Spiel gebracht wird, dessen ursächliche Bedeutung im Rahmen der jeweiligen klinischen Symptomatik oft nur schwer abschätzbar ist und deswegen die Therapie erschwert. Dies gilt vor allem für jene Erkrankungen, die in die Gruppe der sogenannten idiopathischen oder amyloidbedingten Alterspolyneuropathien fallen. Umgekehrt wird gerade der im höheren Alter häufige Schlafmittelabusus als Ursache uncharakteristischer Neuropathien unterschätzt, der speziell bei dieser Personengruppe eine weitaus größere kausale Rolle spielt als Alkohol. Dieser chronische Arzneimittelabusus mit seiner vorwiegenden Manifestation als Polyneuropathie stellt ein echtes Problem unserer Zeit dar. Dabei ist zu berücksichtigen, daß es in vielen Fällen, selbst aus berechtigter ärztlicher Indikation, zu ungewollten Intoxikationen kommt, namentlich bei chronischen Gelenkprozessen im höheren Lebensalter, bei denen dauernde Schmerzen und dadurch bedingte Schlafstörungen eine ständige Einnahme von Medikamenten erforderlich machen. Die Entwicklung einer chronisch-dystrophisch-toxischen Polyneuropathie mit meist initial lästigen Schmerzen wird dann besonders begünstigt, wenn bei diesen Patienten ein Altersdiabetes, eine Achylia gastrica mit Vitamin-B_{12}-Resorptionsstörungen, eine chronische Nephropathie und andere Grunderkrankungen vorliegen.

Das breite Spektrum der Ursachen toxischer Neuropathien kann unerwartet noch durch neu eingeführte Medikamente erweitert werden, wie die Beispiele Contergan und die durch Oxychinolinderivate bedingten Polyneuropathien eindrucksvoll gezeigt haben. Oft stellt sich trotz strenger Arzneimittelgesetzgebung erst Jahre nach Einführung eines Arzneimittels heraus, daß zahlreiche bis dahin ungeklärte, falsch zugeordnete Polyneuropathien auf diese Weise verursacht werden.

Auch hier ist die multifaktorielle Genese, d. h., begleitende Stoffwechselerkrankungen einschließlich Diabetes mellitus sowie Nephropathien, besonders zu berücksichtigen. Seit langem bekannt sind die engen Beziehungen zwischen therapeutischen und toxischen Effekten bei der Behandlung der Tuberkulose mit INH und Streptomycin, die einerseits zur Polyneuropathie, andererseits zu Hörschäden führen können.

Viele heute beobachtete berufsbedingte exogen-toxische Schädigungen - die starke Verbreitung von Genußgiften und Arzneimitteln, die Verwendung von Konservierungs- und Schädlingsbekämpfungsmitteln, die Ablagerung von Giften in tierischen und pflanzlichen Nahrungsmitteln sowie die Probleme der Umweltverschmutzung durch Gase und Abwässer - eröffnen ein breites Spektrum von Entstehungsmöglichkeiten für akute und chronische Neuropathien. Dies ist vor allem auch bei Erhebung der Anamnese zu berücksichtigen.

Als Beispiel sei hier die wieder häufiger auftretende Bleiintoxikation genannt, wobei von seiten des peripheren Nervensystems meist anfänglich eine uncharakteristische Streckerschwäche der Armmuskulatur zu beobachten ist. Nachfolgend kommt es im allgemeinen zu einer klinisch manifesten Radialisparese und zu generalisierten Polyneuropathien. Bedroht von der chronischen Bleivergiftung sind vor allem Arbeiter, die bleihaltige Produkte verarbeiten, z. B. in Bleigießereien, Akkumulatoren-, Bleifarben- und Automobilfabriken. Neben Klempnern und Malern kommen auch Tischler in Betracht, die Bleifirnis, d. h., mit Bleiglätte gekochtes Leinöl, verwenden. Interessanterweise führt die Arbeit in Bleibergwerken nur relativ selten zu Intoxikationen, dennoch stammen die ersten Beschreibungen der Bleivergiftung bereits aus dem Jahre 250 v. Chr. aus dem seinerzeit reichsten Bleivorkommen bei Laurion in Attika. Auch die Möglichkeit einer Intoxikation durch bleihaltiges Trinkwasser, bedingt durch Bleirohre wie beispielsweise im alten Rom, spielt heute kaum noch eine Rolle.

Eine besondere Rolle spielt jedoch bleihaltiges Benzin, dessen Inhalation toxisch wirkt und seit langem bei Tankwarten, Monteuren und verwandten Berufen zu beobachten ist. Selbst der Bleigehalt der Abgase kann schon bei Kindern zu peripheren neurologischen Störungen führen, wie Untersuchungen in New York und Los Angeles verdeutlicht haben.

Das Pressen von Fruchtsäften und Most mit bleihaltigen Zinngeräten sowie der Zusatz von Bleiacetat zum Wein, stark bleihaltige Verzinnung von Konservenbüchsen und Verwendung von bunt-bleiglasiertem Keramikgeschirr eröffnen allerdings heute neue Möglichkeiten für bleibedingte Polyneuropathien.

Eine Polyneuropathie ist also häufig auf die toxische Einwirkung einer Substanz und möglicherweise auch ihrer Metaboliten zurückzuführen. Ebenso können eine Reihe von Erkrankungen und die dabei in erhöhter Konzentration auftretenden und nicht schnell genug entgifteten Stoffe ihre pathogenetische Wirkung auf das periphere Neuron entfalten. Die unmittelbare Folge einer Mangelernährung, einer Resorptionsstörung oder sogar einer Leberschädigung kann ebenfalls ausschlaggebend sein für die Entstehung einer Polyneuropathie. Sowohl Vitaminmangel als auch eine Vitamintherapie bei nicht vorhandenem Mangel werden im Zusammenhang mit Ursache und Therapie von Polyneuropathien beschrieben.

Neuropathische Krankheitsbilder bei Thiaminmangel

Bereits STEPP (1952) konnte auf frühere Befunde hinweisen, daß Neuropathien und Polyneuropathien Folge eines Thiaminmangels sind. In der jüngsten Vergangenheit wurden diese Befunde bestätigt (DREYFUS 1963, BONJOUR 1980, YABUKI et al. 1976, MUMENTHALER 1977, REISNER 1976, KANIG 1969, SCHIFFTER 1979, LANGOHR 1980, LÁHODA 1982, TAKAHASHI et al. 1976, DELZANT et al. 1972, KUNZE 1979, McINTYRE 1971, TOMASI et al. 1969, LARICHEVA 1969, GILROY 1966, KUZNETZOV 1974, GLAD et al. 1978, ROBERTSON et al. 1964, KOSLOVA 1964).

Trotz ausreichender Zufuhr können wichtige Reaktionen des Stoffwechsels gestört sein, bei denen Thiamin als Pyrophosphat coenzymatische Funktion hat. Denn bekanntlich sind bei den Vitaminen B_1, B_6 und B_{12} die diagnostizierten Mangelsymptome nicht ausschließlich mit dem Fehlen dieser Substanzen in der täglichen Nahrung in Einklang zu bringen. So konnte festgestellt werden, daß Störungen von Resorption, Speicherung, Abbau und Ausscheidung eine Beeinträchtigung der komplexen Vitaminwirkung hervorrufen.

Coenzymatische Reaktionen werden auch zur Diagnose des Thiaminmangels herangezogen, so z. B. die Bestimmung des Pyruvatstoffwechsels (ROBERTSON et al. 1964, GOTO et al. 1967, TOMASI et al. 1969, LÁHODA 1982, GILROY et al. 1966, DREYFUS 1963, FENNELLY et al. 1964, BLASS et al. 1971, BRUNNETTE 1974, BUCKLE 1965, GATER 1974, JANUSCHKE 1973).

Die Energie für das Nervensystem wird überwiegend aus dem Kohlenhydratstoffwechsel zur Verfügung gestellt. Daraus leitet sich die Bedeutung der phoshorylierten Form des Vitamin B_1, des Thiaminpyrophosphats, als Coenzym bei verschiedenen Reaktionen des Kohlenhydratstoffwechsels ab. So ist Thiaminpyrophosphat an der Überführung des Pyruvats in Acetyl-CoA beteiligt. In den Reaktionen des Pentosephosphat-Shunts wird durch das Enzym Transketolase mit Thiaminpyrophosphat aktivierter Glykolaldehyd auf Kohlenhydrate übertragen, und im Zitronensäurezyklus biokatalysiert Thiaminpyrophosphat die oxydative Dekarboxylierung von α-Ketoglutarat. Außerdem sind mindestens 24 Enzyme bekannt, die Thiaminpyrophosphat als Coenzym enthalten. Die Messung der Transketolaseaktivität ist ebenfalls ein brauchbares Diagnostikum eines Thiaminmangels. Entsprechende Untersuchungen zeigten bei Neuropathien eine Abnahme der Transketolaseaktivität (DASTUR et al. 1976, FENNELLY et al. 1964, SCHIFFTER et al. 1979, GILROY et al. 1966, BETHKE et al. 1973, SOMOGYI 1976, HOETZEL 1976, CHENG 1976, EFREMOW 1975, BOSTON 1975, VO-KHACTU et al. 1974, GORENSTEIN 1972, KOCHETOV 1972, POTIER et al. 1973, DREYFUS u. VICTOR 1963, BRIN u. SYRACUSE 1964, HARTMANN et al. 1967).

DREYFUS (1976) hat ausführlich über die Bedeutung der Pyruvatdekarboxylase und der Transketolase berichtet. Danach ist die Pyruvatdekarboxylase mehr für die neuronalen, die Transketolase mehr für den oligodendroglialen Stoffwechsel von Bedeutung. Dafür spricht auch, daß Oligodendrogliome oder Astrozytome den höchsten Transketolasegehalt aufweisen. Die Transketolase ist also offenbar für Entwicklung und Aufrecherhaltung der Markscheide notwendig. Wie die Versuche zeigten, reagiert die Transketolase bei Thiaminmangel empfindlicher als die Pyruvatdekarboxylase. Ihre erniedrigte Aktivität führt im Laufe der Zeit zu irreversiblen histologischen Veränderungen im Nervensystem.

Erkrankungen des Magen-Darm-Trakts oder Operationen am Verdauungssystem können ebenfalls u. a. einen Thiaminmangel hervorrufen und zu einer peripheren Neuropathie führen (KUZNETZOV 1974, BORST et al. 1980, BJÖRNSSON et al. 1979, GLAD et al. 1978, REISNER 1976). HUEBER (1964) betrachtet den Thiaminbedarf des Organismus als ein Bilanzproblem: Zufuhr, Resorption, Grenzflächenprobleme, Abbau, Kumulation sowie Ausscheidung spielen eine Rolle und müssen im Gleichgewicht bleiben. Das Thiamin-Bilanzproblem ist offensichtlich wie bei fast jeder physiologischen Substanz von sehr vielen Faktoren abhängig. Derselbe Autor faßt die Stoffwechselstörungen, die zu einem Thiaminmangel führen können, wie folgt zusammen: Gravidität, schwere Anämie, schwerer Diabetes mellitus, Thyreotoxikose, Neoplasma, chronische Durchfallserkrankungen, chronische Darmentzündungen, Leber- oder Nierenerkrankungen usw. Auch schwere allgemeine Gefäßerkrankungen auf der Basis von Arteriosklerose mit cerebralen, coronaren und/oder peripheren Durchblutungsstörungen, bei denen es zu Änderungen im Sauerstoffaustausch und der Permeabilität kommt, zählen dazu, und bei der Behandlung solcher Zustandsbilder soll diesen Erkenntnissen Rechnung getragen werden. Schließlich gehören dazu auch jene Patienten, die aus therapeutischen Überlegungen über längere Zeit eine einschneidende Kalorienreduktion zu ernst genommen hatten oder bei denen wegen der Unverträglichkeit bestimmter Nahrungsmittel die einen oder anderen Nähr- und

Wirkstoffe stark reduziert waren. Man muß in diesem Zusammenhang bedenken, daß z. B. eine strenge Ulcus-, Gallenblasen- oder Colitisdiät zumeist sehr wahrscheinlich einer Mangelernährung entspricht und daß es sich dabei außerdem um Patienten handelt, bei denen Störungen der Vitaminresorption als Folge des chronischen Magen-Darm-Leidens wahrscheinlich ohnehin bereits vorliegen. Für Alkoholiker mit Neuropathien trifft das ebenso zu. Außerdem müssen auch Patienten mit schwerem Diabetes, die bei einer Entgleisung der Diabeteseinstellung im Rahmen einer intensivierten Insulin-(Dextrose-)Verabreichung eine Neuropathie entwickelt hatten, in diese Überlegung mit einbezogen werden. Interessanterweise werden vom Autor mehrere Fälle herangezogen, die aus kardialer Rücksicht einer intensiveren Digitalistherapie unterzogen worden waren, wo durch den Nachweis der Erhöhung des Pyruvatspiegels im Blut eine Thiaminstoffwechselstörung bestätigt und durch entsprechende Substitution ausgeglichen wurde.

Der Kohlenhydratstoffwechsel wird ebenfalls durch die Einnahme hormonaler Kontrazeptiva beeinflußt. Obwohl die Angaben über die Häufigkeit pathologischer Glucosebelastungstests erheblich voneinander abweichen, gibt es doch Untersuchungen, in denen bei über 70% der Frauen, die Ovulationshemmer einnahmen, eine Herabsetzung der Glucosetoleranz festgestellt wurde. Ein erhöhter Pyruvatspiegel legt die Vermutung nahe, daß eine Inaktivierung des Coenzyms Thiaminpyrophosphat durch diese Kontrazeptiva die Ursache sein könnte.

ITOKAWA (1976) zitiert eine Reihe anderer Autoren und publiziert experimentelle Studien über die Wirkung von Thiamin an der Membran der Nervenzelle. Die elektrische Stimulation von Nervengewebe setzt Thiamin frei.

Thiamin-Antimetaboliten haben eine große Wirkung auf die elektrische Aktivität von Nervenpräparaten in vitro. Das Aktionspotential ultraviolettbestrahlter Nerven kann durch Zugabe von Thiamin wieder normalisiert werden. Bei Polyneuropathien, bei denen ein Thiaminmangel festgestellt wurde, ist nicht immer eine Hemmwirkung auf diejenigen Enzyme im Nervengewebe festzustellen, die Thiaminpyrophosphat als Coenzym benötigen. Daraus folgert der Autor wahrscheinliche Thiaminfunktionen bei der Reizleitung und entsprechend gestörte Funktionen bei Neuropathien. Kalzium spielt eine Rolle bei der Thiamin-Rezeptor-Bindung und in diesem Zusammenhang an Membranstrukturen. Experimentelle Arbeiten zeigen, daß biologische Nervengifte Kalzium und Thiamin aus den Rezeptorbindungen verdrängen. Hier ist ein weites Feld für umfangreiche experimentelle Studien.

Zu untersuchen wäre, ob hohe Dosen Thiamin oder/und Pyridoxin bzw. Cyanocobalamin in der Lage sind, diese Giftwirkung zu hemmen. Ergebnisse solcher Arbeiten würden den Erfolg der Anwendung von hochdosierten B-Vitaminen bei Neuropathien, hervorgerufen durch Stoffwechselkrankheiten wie Diabetes mellitus oder alkoholbedingte Neuropathien, klären helfen. ITOKAWA (1976) berichtet ja auch von Substanzen, die zwar den Rezeptor für Thiamin besetzen, jedoch zumindest teilweise aus der Bindung wieder gelöst werden können.

BERNDT u. PFLUGHAUPT (1977) haben eine Bestimmungsmethode in die klinische Diagnostik eingeführt, die es ermöglicht, die Thiamin-Resorption sowie einen Thiaminmangel quantitativ zu erfassen. Über eine Methode mit markiertem Thiamin publizierten sie folgende Ergebnisse: Deutlich und signifikant beeinträchtigt ist die

Thiaminexkretionsrate bei diabetischer Polyneuropathie, noch ausgeprägter bei alkoholischer Polyneuropathie und bei alkoholischer Encephalopathie. Die Unterschiede zur Kontrollgruppe sind mit $p<0,005$ signifikant. Auch bei Patienten mit manifestem Diabetes mellitus ohne Polyneuropathie ist die Thiaminausscheidung vermindert und vermutlich Hinweis auf das Thiamindefizit des Diabetikers, der bekanntlich einen besonders hohen Thiaminbedarf hat. Auch bei Alkoholikern ohne klinisch erfaßbare Wesensänderung und ohne Polyneuropathie liegen die Werte im unteren Normbereich. Bemerkenswerterweise haben Patienten mit verminderter Vitamin-B_{12}-Resorption, falls diese nicht durch Gabe von Intrinsic factor ausgeglichen werden kann, meist ebenfalls einen Thiaminmangel. Erniedrigte Werte wurden ebenso bei Polyneuropathien nach Teilresektion des Magens und chronisch atrophischer Gastritis gefunden. Wenn man bedenkt, wie häufig diese Erkrankungen sind, muß die pauschale Behauptung, daß in zivilisierten Ländern Vitaminmangelzustände außerordentlich selten sind, angezweifelt werden, wenn diese nicht durch experimentelle Studien belegt werden können.

Neuropathische Krankheitsbilder bei Pyridoxinmangel

Die Stoffe der Vitamin-B_6-Gruppe werden durch das Enzym Pyridoxalkinase und ATP phosphoryliert, jedoch im Gegensatz zum Vitamin B_1 vor allem in Leber, Gehirn und Nieren. In dieser Form (als Pyridoxalphosphat) ist es als Coenzym an mehr als 40 enzymatischen Reaktionen beteiligt. So wirken Pyridoxalphosphat und Pyridoxaminphosphat unter anderem bei Transaminierungs- und Dehydrierungsreaktionen, bei der Dekarboxylierung von Aminosäuren, beim Abbau von γ-Aminobuttersäure im Gehirn und beim Oxalsäurestoffwechsel.

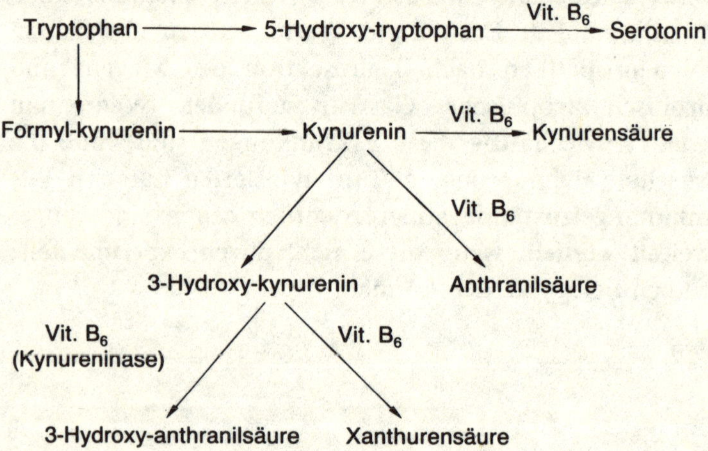

Vitamin B_6 als Coenzym im Tryptophanstoffwechsel

Im Tryptophanstoffwechsel wird bei Vitamin-B_6-Mangel die Kynureninase stärker als die Transaminase inaktiviert. Mit Hilfe des Tryptophanbelastungstests kann ein Vitamin-B_6-Mangel objektiviert werden. Dieser besteht, wenn nach oraler Tryptophangabe Xanthurensäure und andere Tryptophanmetaboliten im Harn vermehrt ausgeschieden werden. Die erniedrigte Enzymaktivität bei Vitamin-B_6-Mangel oder -Stoffwechselstörungen ist beachtenswert, weil verschiedene Pharmaka und Krankheiten diese Störungen hervorrufen können.

Bei Vitamin-B_6-Mangel an Ratten lassen sich auch Neuropathien demonstrieren. Histopathologisch sieht man Demyelinisierung der peripheren Nerven, Schwellung und Fragmentierung der Myelinscheide, Freisetzen von Neutralfett und Degeneration der Achsenzylinder. Die Tiere zeigen Bewegungsstörungen, Ataxien und tonoklonische Konvulsionen.

Die Coenzymfunktion des Vitamin B_6 in Aminosäuredekarboxylasen und Transaminasen macht es verständlich, daß es bei Vitamin-B_6-Mangel zu erheblichen Störungen im Proteinhaushalt kommt, da die meisten Pyridoxalphosphat benötigenden Enzyme am nichtoxydativen Aminosäurestoffwechsel beteiligt sind.

Die Wechselbeziehungen zwischen Pyridoxinmangel und erhöhter Ausscheidung von Methioninmetaboliten wurden von verschiedenen Autoren untersucht (MILLER u. LINKSWILER 1967, PARK u. LINKSWILER 1970). Sie stellten fest, daß bei Vitamin-B_6-Mangel nach Methionin-Belastung vermehrt Zystathionin im Urin ausgeschieden wird. Ähnliche Beobachtungen wurden von KRISHNASWAMY (1974) mitgeteilt, wobei die Bedeutung des Vitamin-B_6-Defizits bei Störungen des Methionin-Metabolismus hervorgehoben wurde. Aus der Literatur geht hervor, daß vor allem das Enzym Zystathionase bei der erhöhten Ausscheidung von Zystathionin nach Methioninbelastung von einem Pyridoxinmangel betroffen wird.

Ausgehend von diesen Beobachtungen wurde die Ausscheidung von Zystathionin unter Methioninbelastung bei diabetischen und alkoholischen Polyneuropathien untersucht, um somit Rückschlüsse auf einen Vitamin-B_6-Mangel oder eine entsprechende Stoffwechselstörung bei diesen Erkrankungen ziehen zu können (LÁHODA 1976). Es erschien eine Therapie mit den hochdosierten Vitaminen B_1, B_6 und B_{12} bei diabetischen und alkoholischen Polyneuropathien als gerechtfertigt und sinnvoll, da sich als Folge der Behandlung nicht nur die Ausscheidung der beiden Aminosäuren nach Methioninbelastung normalisierte, sondern auch SCHILLING-Test und Pyruvatspiegel im Blut wieder normale Werte aufwiesen. Die besondere Bedeutung dieser Therapie besteht somit darin, daß eine erfolgreiche Vitamin-B_1-, -B_6- u. -B_{12}-Behandlung der diabetischen und alkoholischen Polyneuropathien sich nunmehr auch aus experimentellen Ergebnissen ableiten läßt.

Ein Vitamin-B_6-Mangel oder eine Vitamin-B_6-Stoffwechselstörung mit peripherer Neuropathie kann auch durch Hydrazine und Hydrazide (Dihydralazin, INH u. a.) induziert werden. Diese Verbindungen bilden mit dem Pyridoxal Hydrazonverbindungen, die dem Körper durch Harnexkretion verlorengehen und die Umwandlung des Vitamin B_6 in das Coenzym Pyridoxal-5-Phosphat hemmen (HEINRICH 1973, AXT et al. 1956, SCHRADER und LÁHODA 1974, IRSKENS 1964, KALOW 1971, VAITL 1972, SPRINGETT 1975). COHEN (1962) beschrieb eine Polyneuropathie nach Thalidomid. Als Therapeutikum hatte Pyridoxin, 50 bis 100 mg/Tag, Verwendung gefunden.

ELLIS et al. (1979) haben bei Patienten mit einem Carpaltunnelsyndrom einwandfrei einen Vitamin-B_6-Mangel festgestellt. Auch das bei der rheumatoiden Arthritis und bei Morbus WILSON benutzte D-Penicillamin führt zur vermehrten Harnexkretion und damit zu Verlusten von Pyridoxin. Durch rechtzeitige Pyridoxinprophylaxe können die neurotoxischen Nebenwirkungen der Hydrazine und Hydrazide vermieden werden (HEINRICH 1973).

Einen Pyridoxinmangel bei peripherer Neuropathie beschrieben ferner DYCK et al. (1975), NEUNDÖRFER (1980), BLUM (1970), BUDDECKE (1978). Die o.g. Autoren weisen auch darauf hin, daß bei einem Pyridoxinmangel der Tryptophanstoffwechsel gestört ist. Pyridoxalphosphat greift bei verschiedenen Reaktionen des Tryptophanstoffwechsels bekanntlich ein, was im Tryptophan-Belastungstest zur Erkennung eines Vitamin-B_6-Mangels ausgewertet werden kann (MUSAJO u. BENASSI 1964).

Die Störung des Vitamin-B_6-Stoffwechsels durch orale Kontrazeptiva konnte durch Messung von charakteristischen Enzymaktivitäten und Ausscheidung von 4-Pyridoxinsäure objektiviert werden. Die Ursache einer erhöhten Ausscheidung verschiedener Tryptophan-Metaboliten wird in einer Steroid-induzierten Aktivitätszunahme der Tryptophanoxygenase und der dadurch hervorgerufenen verstärkten Bildung von Kynurenin gesehen (REINKEN 1974, ADAMS et al. 1976, TANT 1976, ROSE 1976, MILLER et al. 1967, FELTKAMP et al. 1974, BROWN 1975).

Stoffwechseluntersuchungen von Patientinnen, die orale Kontrazeptiva einnehmen, zeigten, daß auch hier, wie bei diabetogener und alkoholtoxischer Polyneuropathie, der Methioninstoffwechsel gestört ist und diese Störung mit hochdosierten B-Vitaminen*) behoben werden konnte (LÁHODA 1979).

---

*) verwendet wurde NEUROTRAT® forte (Wz. Nordmark-Werke)

1. Zyklusgesunde Frauen, keine Ovulationshemmer
n = 6 Alter 21-36 Jahre

I	II	III	IV
15,63	28,45	23,64	22,84
± 6,13	± 7,61	± 8,51	± 7,94

2. Frauen mit regelmäßiger Einnahme v. Ovulationshemmern (4 Monate bis 4 Jahre)
n = 13 Alter 21-36 Jahre

I	II	III	IV
34,86	27,95	36,82	21,09
± 7,52	± 9,42	± 8,92	± 6,28

3. Frauen mit regelmäßiger Einnahme v. Ovulationshemmern (2 1/2 bis 4 Jahre)
n = 7 Alter 21-36 Jahre

I	II	III	IV
35,09	138,62	48,75	39,87
± 7,82	± 9,14	± 8,63	± 7,94

4. Frauen mit regelmäßiger Einnahme v. Ovulationshemmern (bis 2 1/2 Jahre)
n = 2 Alter 24-36 Jahre

I	II	III	IV
19,41	81,94	43,79	36,79
± 7,83	± 6,88	± 9,21	± 8,42

Übersicht der Ergebnisse. Bei keiner Probandin gab es einen pathologischen internistisch-neurologischen Befund, die Laborwerte waren unauffällig. Mittelwerte ± Standard-Abweichungen. Zystathionin (µmol/24 Std.).
I = Ausgangswert, II = nach L-Methionin-Belastung, III = nach Neurotrat® forte (Wz. Nordmark-Werke), IV = nach wiederholter L-Methionin-Belastung

Neuropathische Krankheitsbilder bei Cobalaminmangel

Eine Reihe von Autoren haben bei peripheren Nervenschädigungen einen Vitamin-B_{12}-Mangel oder eine Störung der entsprechenden Kinetik beschrieben (KAYSER-GATCHALIAN u. NEUNDÖRFER 1977, SMITH u. OLIVER 1967, ABRAMSKY 1972, BLUM 1972). WERNER u. MORTILLARO (1972) fanden bei Patienten mit nachgewiesener Vitamin-B_{12}-Mangelerkrankung polyneuritisch wirkende Sensibilitätsstörungen. Im EMG wurden besonders oft Zeichen einer peripheren Läsion gefunden. Die Autoren folgern daraus, daß der Nachweis einer peripheren Nervenläsion bzw. das polyneuritische Syndrom zur polyätiologischen Suche und Therapie führen sollte. Die Vitamin-B_{12}-Mangelerkrankung des Rükkenmarks kann also durchaus mit einer peripheren Läsion kombiniert sein. Ein entsprechender pathologischer EMG-Befund darf also nicht dazu verleiten, das Vitamin-B_{12}-Mangelsyndrom auszuschließen. SMITH u. OLIVER (1967) zeigen auf, daß eine periphere Neuropathie nach Vitamin-B_{12}-Substitution bzw. -Therapie nicht vollständig ausheilt. Störungen der Vibrationsempfindung und des Reflexstatus erwiesen sich als therapierefraktär. Auch DE CROUSAZ (1969) weist darauf hin, daß die Anamnesedauer oft für den Schweregrad der peripheren Neuropathie bestimmend ist. Je länger die Neuropathie bereits besteht, desto schwieriger gestaltet sich die entsprechende Therapie. Bekanntlich führen Magen-Darm-Erkrankungen und entsprechende Operationen ebenfalls zu einem Cyanocobalaminmangel (ROSS u. ROGGENBACH 1967, ROOS 1964, BANERJI u. HURWITZ 1971, OLIVARIUS 1968). Die o.g. Autoren beschreiben in ihren Befunden oft Fälle einer peripheren

Neuropathie. MAYER (1965) bestimmte die Nervenleitgeschwindigkeit bei 53 Patienten, bei denen ein Vitamin-B_{12}-Mangel festgestellt wurde. Er kam zu dem Schluß, daß eine spezielle Art der peripheren Neuropathie durch einen Vitamin-B_{12}-Mangel hervorgerufen werden kann. ROSS (1967) beschrieb bei 42 gastrektomierten Patienten mit niedrigem Serumcobalamin Störungen der Vibrationsempfindung. 40 Patienten wurden innerhalb 6 bis 12 Monaten einer intensiven Vitamin-B_{12}-Therapie unterzogen. Die periphere Neuropathie besserte sich, einschließlich einer statistisch signifikanten Verbesserung der Vibrationsempfindung. Bei den unbehandelten Patienten verschlechterten sich die Symptome einer peripheren Neuropathie. Die Autorin schließt daraus, daß gastrektomierte Patienten eine intensive Dauertherapie mit Vitamin B_{12} benötigen. LEHTOVAARA u. WECKMAN (1968) fanden bei 41 Polyneuropathie-Patienten, meistens Alkoholiker, fast normale Vitamin-B_{12}- bzw. Folsäurespiegel. BISCHOFF et al. (1975) publizierten eine klinisch-histopathologische Studie mit elektronenmikroskopischer Analyse des Nervus suralis. Aus dem bioptischen Material konnte die Diagnose Polyneuropathie gestellt werden, die in den beschriebenen 2 Fällen auf einem Vitamin-B_{12}- und Folsäuremangel beruhte. Durch eine entsprechende Vitamin-B_{12}-Therapie konnten die Symptome der peripheren Neuropathie einer erfolgreichen Therapie zugeführt werden. CASTRILLON-OBERNDORFER et al. (1969) veröffentlichten Befunde über die Methylmalonsäurebestimmung als Parameter eines Vitamin-B_{12}-Mangels. Unter den geprüften 170 Patienten waren 46 mit Symptomen einer Neuropathie und 54 mit Erkrankungen aus dem psychiatrischen Formenkreis. Ein erhöhter Methylmalonsäurewert wurde auch bei 19 Patienten gefunden, welche eine normale Resorption für dieses Vitamin zeigten. Darunter befanden sich 2 Patienten mit alkoholtoxischer Polyneuropathie. Eine andere Untersuchung von PRIBILLA et al. (1963) ergab, daß bei 5 von 57 Patienten die Störung der Vitamin-B_{12}-Resorption nicht auf einen Intrinsic-factor-Mangel zurückzuführen ist.

LAYZER (1978) beschreibt eine sensomotorische Polyneuropathie bei 15 Patienten, die längere Zeit Lachgas eingeatmet hatten. Elektrodiagnostische Untersuchungen zeigten eine axonale Polyneuropathie, andere Laborwerte waren normal. Aus den Untersuchungen wird geschlossen, daß zwischen Vitamin B_{12}und Lachgas eine Interaktion besteht.

CARMEL (1978) publizierte Befunde, aus denen hervorgeht, daß es Patienten gibt, bei denen der SCHILLING-Test normal ist, aber trotzdem ein Vitamin-B_{12}-Mangel vorliegt. Als Gründe werden Gastritis, Anacidität und subnormale Intrinsic-factor-Sekretion angegeben. Besondere Bedeutung kommt hier der chronischen Gastroduodenitis mit enterogenem Mangelsyndrom zu, die bei ca. 20% der Diabetiker zu einem Vitamin-B_{12}-Defizit führt, welches neben ausreichender Fermentzufuhr auch eine fortlaufende parenterale Substitution mit Vitamin B_{12} erforderlich macht.

Da bei primärem Vitamin-B_{12}-Mangel häufig rudimentär-funikuläre und periphere neurologische Symptome nach Art asymmetrischer Neuropathien auftreten, werden nach wie vor periphere Nervenläsionen als Folge eines Vitamin-B_{12}-Mangelsyndroms diskutiert. Ähnliche Erscheinungsbilder sind bei sprueartigen Diarrhoen nach Gastroenterostomie, bei Enteritis regionalis, Colitis, Tuberkulose, Karzinosen, chronischen Leberschädigungen und chronischen Magen-Darm-Erkrankungen und Pankreopathien infolge von Resorptionsstörungen zu beobachten, was gleichfalls eine entsprechende parenterale Substitutionstherapie mit Vitamin B_{12} erforderlich macht. Bei Lebererkrankungen stehen Krankheitsbilder aus dem Formenkreis der Polyneuropathien im Vordergrund. Bei durch Alkoholabusus bedingten Lebererkrankungen kommen zu den von der Leberschädigung ausgehenden metabolischen Störungen als weitere Ursache der Polyneuropathie eine signifikante Verminderung des Thiamin und anderer Vitamine des B-Komplexes im Blut, eine zusätzliche Mangelernährung und eine teilweise direkte toxische Wirkung des Alkohols auf den peripheren Nerven in Betracht.

Bei der Leberzirrhose beispielsweise tritt als Folge eines latent verlaufenden Mangelsyndroms gleichfalls ein Vitamin-B_{12}-Mangel mit seinen larvierten uncharakteristischen Verlaufsformen auf. Dem klassischen Bild der funikulären Spinalerkrankung begegnet man hierbei allerdings nur äußerst selten. Beim älteren Patienten stehen als Folge eines Vitamin-B_{12}-Mangels vor allem rudimentär-funikuläre und periphere neurologische Symptome nach Art asymmetrischer Neuropathien im Vordergrund. Die Anwendung von Antibiotika, insbesondere Tetracyclinen, bei interkurrenten Infekten kann das meistens schon bestehende latente Vitamin-B_{12}-Mangelsyndrom zusätzlich negativ beeinflussen. Ältere Patienten mit subjektiven Mißempfindungen der unteren Extremitäten und mit Gangstörungen kommen häufig erst relativ spät in neurologische Behandlung, weil die Beschwerden zunächst als Durchblutungsstörungen, Arthropathien und Claudicatio-Syndrom fehlgedeutet werden. Einen Vitamin-B_{12}-Mangel oder eine entsprechende Stoffwechselstörung bei Patienten mit diabetogener Polyneuropathie fanden LÁHODA (1976), O'DOHERTY (1963), CAST-

RILLON-OBERNDORFER (1969), KHAN et al. 1963, SANCETTA et al. (1951), SAUER u. DÜSSLER (1954). Die parenterale Applikation von Vitamin-B_{12}-Coenzym hatte bei Patienten mit alkoholtoxischer Polyneuropathie Erfolg. Das Krankheitsgeschehen verschlechterte sich jedoch prompt, wenn man die Therapie unterbrochen hatte (MADEDDU u. BARBERINI 1971). Auch KHAN et al. (1963), DELGA u. HAZARD (1963) bestätigten, daß eine erfolgreiche Therapie der peripheren Neuropathie mit Vitamin B_{12} nicht nur dann möglich ist, wenn ein entsprechender Mangel vorliegt. ULBRICHT (1966) hatte mit der intrathekalen Vitamin-B_{12}-Anwendung bei neurologischen Erkrankungen Erfolg. Diese Therapie sprach bei Patienten mit diabetischer Polyneuropathie auch dann noch an, wenn die bisherigen Therapieversuche erfolglos geblieben sind. Auch in Fällen einer alkoholischen Polyneuropathie mit paretischen und ataktischen Symptomen mit vorzugsweiser Manifestierung an den unteren Gliedmaßen und ,,burning feet“ zeigte sich die intrathekale Therapie vor allem im Effekt auf die erheblichen Schmerzen der intramuskulären deutlich überlegen. Erwähnenswert ist ein Fall mit starken ischialgischen Schmerzen, verursacht durch eine Neurofibromatose RECKLINGHAUSEN. Nach 3 endolumbalen Injektionen war die Patientin für 3/4 Jahr gänzlich schmerzfrei. Der Autor fand, daß diese Applikationsform sich der bisher üblichen parenteralen therapeutisch überlegen zeigt. Besonders gut beeinflußt werden Parästhesien und Schmerzen. Bei ausdauernder Behandlung vermag man in Fällen funikulärer Spinalerkrankung auch bei schweren spastischen Paresen noch beachtenswerte Erfolge zu erzielen, nachdem die vorangegangene intravenöse oder intramuskuläre Therapie keine Fortschritte mehr erbracht hatte.

Bereits ERBSLÖH (1963) schrieb, daß die hochdosierte Vitamin-B_{12}-Therapie sich bei schweren Neuralgien, Neuritiden sowie bei degenerativen Erkrankungen des peripheren und zentralen Nervensystems bewährt hat. Bei schwereren Fällen wird die Ergänzung der Therapie mit den Vitaminen B_1 und B_6 für nützlich gehalten. BAMMER u. SCHALTENBRAND (1965) haben bei der Behandlung der idiopathischen Polyneuropathie mit Vitamin B_1 und Vitamin B_{12} Erfolg gehabt.

WOODROW (1960) hatte bei 420 Patienten mit einer Vitamin-B_{12}-Therapie Erfolg. Darunter waren auch Patienten mit diabetogener oder alkoholtoxischer Polyneuropathie. HEILMANN (1978 u. 1979) zitierte WINTROBE. Danach müssen neurologische Ausfälle, die länger als 3 Monate bestehen und sich trotz intensiver Behandlung innerhalb eines Jahres nicht zurückbilden, als Defektheilungen angesehen werden.

Eine Thyreotoxikose führt ebenso wie eine erhöhte Belastung, z. B. die Stillzeit, zu einem erhöhten Verbrauch von Vitamin B_{12}, wodurch die Möglichkeit gegeben ist, daß trotz des normalen Angebots durch die Nahrung Vitaminmangelzustände auftreten (HILLER u. WALLNER 1959). Auch bei orthopädischen Indikationen zeigte sich die hochdosierte Vitamin-B_{12}-Therapie als erfolgreich (FIESCHI et al. 1968, BECK 1958, HAMPP 1955, HIEBER 1974).

Auf hohe Vitamin-B_{12}-Dosen reagiert der Schmerz als Leitsymptom vieler peripherer Neuropathien auffällig gut und relativ konstant. Hohe Dosen Vitamin B_{12} scheinen also vor allem reversible Störungen des peripheren sensiblen Neurons beeinflussen zu können. Es ist nicht wahrscheinlich, daß es sich hierbei um eine Substitutionswirkung bei einem Vitamin-B_{12}-Mangel handelt. Zur

Substitutionstherapie bei einer Vitamin-B_{12}-Hypovitaminose genügen bekanntlich kleine Dosen, die bei diesen Indikationen dagegen nicht wirken. Unabhängig von Ätiologie und Genese wurde beobachtet, daß bei schmerzhaften Syndromen die Myelinscheide der peripheren Nerven pathologisch verändert ist. Abbaudefekte in der Myelinscheide verursachen Schmerzen oder Störungen der Oberflächensensibilität, die auch die vertebragene Symptomatik kennzeichnen. Durch reaktive Stoffwechselentgleisung bei Irritation der Nervenperipherie erfolgt eine Myelindegeneration. Durch Vitamin B_{12} in hoher Dosierung werden der Nervenstoffwechsel normalisiert und die Myelinscheide regeneriert. Dieser Vorgang soll mindestens 5 Tage dauern. Mit zunehmender Besserung der Nervenleitfunktion nehmen dann auch die dysharmonischen Reizqualitäten, Schmerz- und Sensibilitätsstörungen ab (LEVY 1950, SÄKER u. GAIDA 1956, HIEBER 1974, CHRISTMANN 1966, BEAN et al. 1950, SOLLBERG 1965).

Arzneimittel-induzierte Vitamin-B_{12}-Mangelzustände wurden bei der therapeutischen Anwendung von PAS und Biguaniden beobachtet. Es handelt sich dabei um die Induktion erworbener reversibler Vitamin-B_{12}-Malabsorptionszustände, die bei 30% der mit Metformin behandelten Diabetiker beobachtet wurden. Da die Vitamin-B_{12}-Gesamtkörperreserven bei gestörter Vitamin-B_{12}-Resorption nach etwa 3 bis 5 Jahren verbraucht sind, kann es danach zur perniziösen Anämie und funikulären Spinalerkrankung und zu differentialdiagnostischen Schwierigkeiten bei der Abgrenzung der diabetischen Neuropathie von der funikulären Spinalerkrankung kommen (HEINRICH 1973).

Bei gesunden jungen Frauen, die orale Kontrazeptiva einnahmen, wurden auch erniedrigte Vitamin-B_{12}-Spiegel festgestellt. Vitamin-B_{12}-bindende Proteine und der Gewebespiegel schienen nicht verändert. Der Mechanismus, durch den orale Kontrazeptiva den Vitamin-B_{12}-Spiegel verändern, ist noch nicht bekannt.

Der kombinierte Thiamin-, Pyridoxin- und Cobalaminmangel

Ein Mangel an B-Vitaminen scheint nach den Publikationen der letzten Zeit nicht so selten zu sein wie bisher angenommen. Im Ernährungsbericht 1976 der DEUTSCHEN GESELLSCHAFT FÜR ERNÄHRUNG wurde festgestellt, daß die Zufuhr an B-Vitaminen pro Kopf und Tag etwas unter dem täglichen Bedarf liegt. Diese Statistik basiert auf einer Erhebung aus 50000 Haushalten.

Bei Polyneuropathie-Patienten konnte sowohl ein Thiamin-, Pyridoxin- als auch ein Cyanocobalaminmangel mit verschiedener Methodik nachgewiesen werden (LÁHODA 1976). In einer Übersicht faßt KANIG (1965 u. 1966) die Befunde einer Reihe von Autoren zusammen. Danach liegt bei Neuropathien meistens ein Mangel dieser 3 Vitamine vor. Außerdem zeigt diese Übersichtsarbeit, daß die B-Vitamine als Bestandteile von Coenzymen nicht nur allgemein im intermediären Stoffwechsel eine bedeutende Rolle spielen, sondern das Nervensystem durch seine besondere Stoffwechselsituation auch in sehr hohem Maße auf diese Cofaktoren angewiesen ist. Fehlen diese Cofaktoren oder ist ihre Wirkung behindert, so kann es zu verschiedenen pathologischen Reaktionsformen des Nervensystems kommen. Diese zusammenfassende Aussage von KANIG wurde in bezug auf den Methioninstoffwechsel bei Polyneuropathie-Patienten experimentell bestätigt (LÁHODA 1976). Auch BAMMER (1965) beschreibt bei Neuropathien einen Mangel an Vitaminen. FENNELLY et al. (1964) weisen besonders darauf hin, daß die B-Vitamine bei der alkoholtoxischen Polyneuropathie eine wesentliche Rolle spielen. Einen Mangel an diesen Vitaminen fanden die Autoren bei diesen Patienten zu 90%. Bei 44% der Alkoholiker ohne Neuropathie konnte ebenfalls ein Mangel des B-Komplexes gefunden werden. Außerdem war der Vitamin-B-Komplex-Spiegel bei Alkoholikern mit Neuropathie niedriger als bei denen ohne Neuropathie. Die Hypovitaminose stand nicht im Zusammenhang mit dem Alkoholverbrauch, aber direkt mit der zugeführten Nahrung. Zur Jahresversammlung der deutschen Gesellschaft für Neurologie im April 1980 in Wiesbaden referierten LANGOHR et al. ebenfalls über einen kombinierten Vitaminmangel bei Neuropathien. SCHEID widmet in seinem Lehrbuch der Neurologie, Thieme-Verlag 1980, den Polyneuropathien bei definierten Avitaminosen ein ganzes Kapitel. Dabei wird betont, daß die Polyneuropathien sich nicht mit genügender Sicherheit nur auf den Mangel eines bestimmten Vitamins zurückführen lassen. Erst in jüngerer Zeit waren die Voraussetzungen gegeben, im Experiment durch eine genau zusammengesetzte Diät mit dem Auslassen einzelner Vitamine oder durch die Gabe spezifischer Vitamin-Antagonisten definierte Mangelsyndrome zu erzeugen. So konnte im Tierversuch wie auch bei freiwilligen Probanden durch isolierten Thiaminmangel eine Polyneuropathie vom Typ der neuronalen Degeneration mit nukleodistalem Beginn erzeugt werden. Ebenso erzeugte ein Vitamin-B_6-Mangel im Tierversuch wie beim Menschen Polyneuropathien. Die INH-Polyneuropathie als Ausdruck einer isolierten B_6-Avitaminose zu werten, wie dies häufig geschieht, entspricht nach SCHEID einer unzulässigen Vereinfachung. Auch die Existenz einer B_{12}-avitaminotischen Polyneuropathie konnte experimentell bewiesen werden. Die diesbezüglichen differential-diagnostischen Gegebenheiten werden abgehandelt, und der Autor kommt dabei zu dem Schluß, daß insgesamt die Existenz einer B_{12}-avitaminotischen Polyneuropathie zu bejahen ist. Eine gewisse Einschränkung ergibt sich aus dem Umstand, daß die periphere Komponente bei der funikulären Spinalerkrankung keineswegs regelmäßig zu fassen ist. LUMENG u. TING-KAI LI (1974) untersuchten den Vitamin-B_6-Metabolismus bei chronischem Alkoholabusus. Ein wesentliches Ergebnis dieser experimentellen Arbeit ist folgendes: Niedrige PLP-Spiegel bei Alkoholikern treten oft nicht gemeinsam mit einer verminderten Aktivität der Pyridoxalkinase und der Pyridoxin-Phosphat-Oxidase in den Erythrozyten auf. Untersuchungen an Erythrozyten zeigten, daß der zelluläre Gehalt an PLP nicht nur durch die Aktivitäten dieser PLP-Enzyme, sondern auch durch die Aktivität einer membrangebundenen neutralen Phosphatase, welche phosphorylierte Pyridoxinverbindungen hydrolisiert, bestimmt ist.

Wenn diese Überlegungen in die Betrachtungen mit einbezogen werden, so sind auch Publikationen von RIEDER, BERGER und FRIDRICH (1980) aus Basel verständlich, die den Vitamin-Status bei diabetischer Neuropathie untersucht haben. Ihre Untersuchungen konzentrierten sich in erster Linie auf Fälle mit diabetischer Neuropathie. Zur Ermittlung des B-Vitamin-Status wurden biochemisch-funktionelle Tests am Erythrozytenhämolysat angewandt. Als Parameter wurden bestimmt für Thiamin: die Erythrozytentransketolaseaktivierung, für Pyridoxin: die Erythrozyten-Glutamat-Oxalacetattransaminaseaktivierung. Im gleichzeitig entnommenen Serum erfolgte die Bestimmung des Vitamin-B_{12}-Gehaltes mittels Radioimmunoassay-Technik. Die Autoren teilen als Ergebnis mit, daß – ganz im Gegensatz zu den Befunden bei alkoholischer Polyneuropathie – von seiten der Vitaminversorgung kein Unterschied zwischen den diabetischen Neuropathiefällen und den als Kontrolle dienenden Diabetikern ohne Neuropathie zu finden ist. Beachtenswert ist der relativ hohe Prozentsatz von Patienten mit Neuropathie in der mit Sulfonylharnstoffen behandelten Gruppe. Die meisten Diabetiker dieser Studie waren gut versorgt mit Vitamin B_1, während B_6 und B_{12} gelegentlich niedrige Werte aufwiesen, wenn auch statistisch ohne relevante Differenz zwischen Neuropathien und diabetischen Kontrollen. Eine optimale Diät ist also oft nicht ausreichend, eine Neuropathie zu verhindern.

Zusammenfassend kann man sagen, daß aus der vorliegenden Literatur eindeutig hervorgeht, daß bei den meisten Neuropathien ein Mangel der Vitamine B_1, B_6 und B_{12} vorliegt. Eine biochemische Klärung eines Mangels am Wirkort ist möglich.

Therapie und experimentelle Studien mit der Kombination aus Thiamin, Pyridoxin und Cyanocobalamin

IWATA, MATSUMURA u. SAKAI (1977) beschrieben die Wirkung von Thiamin, Pyridoxin und Cyanocobalamin auf die Degeneration peripherer Nerven bei diabetischen Alloxan-Ratten. Als Ergebnis ihrer experimentellen Studie zeigte sich, daß die o. g. Substanzen als Kombination die Degeneration hemmen, die durch die lange Diabetesdauer hervorgerufen wurde. Die einzelnen Vitamine - allein gegeben - zeigten diese Wirkung nicht.

Interessant ist, daß einige Autoren bereits 1962 fast ohne Kenntnisse experimenteller Ergebnisse, allein von der Physiologie her, die Bedeutung einer Therapie in dieser Hinsicht richtig erkannten. So schrieb BRÜHL (1962), daß eine rein analgetische Therapie kaum geeignet ist, die bei neurologischen Schmerzzuständen zugrundeliegenden Erkrankungen zu beheben bzw. eine Normalisierung der gestörten Nervenfunktionen zu bewirken. Bei sehr vielen neurologischen Krankheitsbildern liegt bekanntlich eine Störung im Stoffwechsel vor, die besonders die Vitamine der B-Gruppe betrifft. Einer hochdosierten Therapie mit den direkt am Nervenzellstoffwechsel angreifenden Faktoren des Vitamin-B-Komplexes ist deshalb oft der Vorzug vor einer Therapie mit einfachen Schmerzmitteln zu geben. Von besonderer Bedeutung sind hierbei die für einen geordneten Ablauf der Stoffwechselfunktionen im Nervengewebe unentbehrlichen Vitamine B_1, B_6 und B_{12}, die sowohl analgetische als auch neuroregeneratorische Eigenschaften besitzen. Die günstige Wirkung dieser B-Faktoren auf Schmerzzustände im Bereich der Neurologie ist für die Einzelfaktoren seit längerem schon bekannt. Da die Vitamine im Organismus in engen funktionellen Wechselbeziehungen zueinander stehen, weist die Kombination eine gegenüber den Einzelfaktoren oft erheblich gesteigerte therapeutische Wirkung auf, die besonders dann von Vorteil ist, wenn ein rascher Wirkungseintritt erzielt werden soll.

Eine solche Therapie wurde im doppelten Blindversuch von SCHMITT (1968) u. ENGEL (1975) überprüft. GLASER (1978) konnte bei der Behandlung von 169 Fällen peripherer Neuropathien eine gute therapeutische Wirksamkeit bei akuten und chronischen Verlaufsformen nachweisen. Objektiv wurde ein Rückgang der Denervierungszeichen sowie eine Zunahme der Reinnervationspotentiale festgestellt. Diese Ergebnisse faßte der Autor als ein Zeichen der Verbesserung des nervalen Stoffwechsels auf. RÖHRLE (1966) konnte aus der Literatur bekannte Erfahrungen bestätigen. Bei vertebragenen, myalgischen, neuritischen und neuralgischen Schmerzzuständen konnte in etwa 2/3 der Fälle völlige Beschwerdefreiheit bzw. deutliche Besserung erzielt werden. Ebenfalls bei vertebragenen Neuropathien (200 Patienten) wurde eine Behandlung mit einem Vitamin-B-Komplexpräparat durchgeführt und mit einer Kontrollgruppe (40 Patienten) ohne Vitamin-B-Komplex-Therapie bei sonst gleichem Behandlungsplan verglichen.

Bei den mit dem Vitamin-B-Komplex Behandelten wurde die Zeit der heftigsten Beschwerden verkürzt. Sie konnten somit früher der physikalischen Therapie zugeführt werden. Außerdem verkürzte sich bei diesen Patienten die Zeit des Krankenhausaufenthaltes. Die Signifikanz dieser Ergebnisse wurde statistisch gesichert. Eine ausreichend hohe Dosierung erschien dem Autor erforderlich (SCHOTTEN 1969).

Ebenfalls gute Therapieergebnisse erzielten JÄHNISCHEN (1966) u. JAURSCH (1964). Die Autoren stellten damals schon fest, daß tierexperimentelle, klinisch-experimentelle und theoretische Vorstellungen die therapeutische Anwendung von B-Vitaminen zur Beeinflussung von Schmerzzuständen bei Neuropathien sinnvoll erscheinen lassen. Aus Vorstellungen über den Wirkungsmechanismus der neurotropen Vitamine wurde eine Vitamin-B-Therapie über rein symptomatische Maßnahmen gestellt. Bei kritischer Auswertung ließ sich in einem hohen Prozentsatz eine eindeutige Besserung neuralgischer und neuritischer Zustandsbilder mit B-Vitaminen feststellen.

HOFFMANN veröffentlichte 1976 ihre Inaugural-Dissertation unter dem Thema: „Die Rolle der Vitamine in der Schmerztherapie". Es wurde die Wirkung der Vitamine B_1, B_6 und B_{12} in hoher Dosierung einzeln und in Kombination bei verschiedenen neurologischen Schmerzzuständen untersucht. Die Therapieerfolge, die mit den Vitaminen erzielt wurden, waren bei der Behandlung von Neuritiden und Neuralgien am größten, wobei sich die Ergebnisse um so eindrucksvoller zeigten, je akuter das Krankheitsbild in Erscheinung trat. Bei chronischen Fällen wurden weniger eindeutige Erfolge erzielt und die geringsten Effekte in solchen Fällen, bei denen eine zentrale Komponente der Beschwerden vorlag oder bei denen eine Erkrankung des zentralen Nervensystems bestand.

DENNERT, MÜNZENBERG u. HAASE (1976) haben mit einem kontrollierten klinischen Versuch nachgewiesen, daß die bekannte schmerzlindernde Wirkung eines Analgetikums bei Zerviko-Brachialgien auch durch Thiamin, Pyridoxin und Cyanocobalamin*) zu erreichen ist.

---

*) verwendet wurde NEUROTRAT® forte (Wz. Nordmark-Werke)

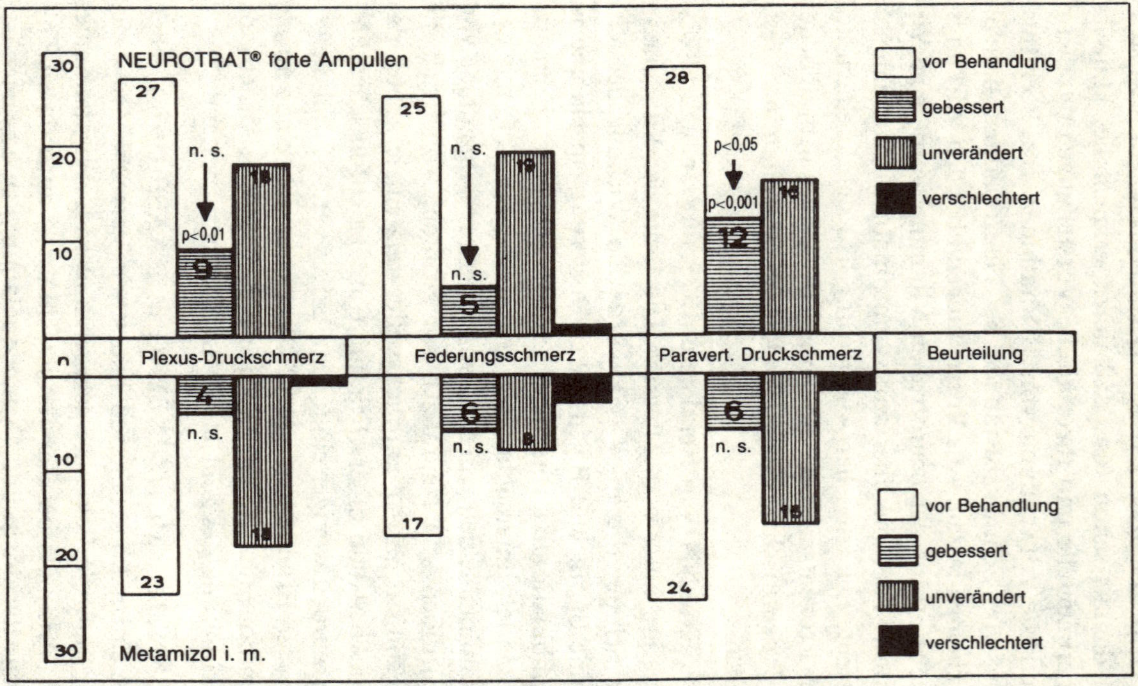

Therapieverlauf, objektive Parameter (nach DENNERT, MÜNZENBERG u. HAASE)

Dieser Doppelblindtest hat außerdem gezeigt, daß Zerviko-Brachialgien hinsichtlich Plexus-Druckschmerz, Federungsschmerz, paravertebralem Druckschmerz und Sensibilitätsstörungen wirksam mit Thiamin, Pyridoxin und Cyanocobalamin behandelt wurden.
POPESCU, POPESCU u. RUST (1976) fanden bei Patienten mit nachgewiesenen peripheren Nervenerkrankungen außer der bekannten Symptomatik wie Druckschmerzhaftigkeit, Reflexminderung und Störungen der Oberflächensensibilität pathologische EMG-ENG-Befunde. Die Behandlung mit einer Thiamin-, Pyridoxin- und Cyanocobalamin-Injektionslösung bei Markscheidenschädigung mit Nervenleitgeschwindigkeitsverzögerung zeigte im ENG gute Wirksamkeit. Eine neuroaxonale Degeneration mit anfangs noch normaler Nervenleitgeschwindigkeit ließ sich elektrophysiologisch nicht beeinflussen, obwohl klinisch-neurologisch deutliche Besserungen zu verzeichnen waren. Bei dem Vollbild der Axonotmesis war über den Beobachtungs- und Therapiezeitraum keine Besserung zu beobachten.
Untersuchungen über den Aminosäurestoffwechsel ergaben, daß 54% der Patienten mit diabetischer Polyneuropathie und alle Patienten mit alkoholischer Polyneuropathie gegenüber der gesunden Kontrollgruppe nach einer Belastung mit 3 g Methionin signifikant vermehrt Zystathionin und Methionin im Urin ausschieden (LÁHODA 1976). Nach Verabreichung von Thiamin, Pyridoxin und Cyanocobalamin normalisierte sich die Ausscheidung im gleichen Zahlenverhältnis signifikant. Gleichzeitig bei dieser Untersuchung wurden ein Vitamin-B_1- und -B_{12}-Mangel festgestellt. Die Mangelzustände wurden durch Thiamin, Pyridoxin und Cyanocobalamin behoben. Die indikationsbezogene Störung des Metabolismus normalisierte sich.

Nach BASARAB (1974) sprechen Neuropathien unterschiedlicher Genese überwiegend spontan auf die Therapie mit Thiamin, Pyridoxin und Cyanocobalamin an. Bemerkenswert erschien dem Autor das rasche Abklingen der Beschwerden bei überwiegend normaler Dosierung. Die gute Verträglichkeit konnte bestätigt werden, Blutbildkontrollen in der Langzeitbehandlung, wie sie bei entsprechender Therapie mit Analgetika oft empfohlen werden, sind nicht erforderlich.

Normalpersonen (keine Stoffwechselstörungen, Leber- bzw. Nierenschäden, kein pathologisch-neurologischer Befund), Mittelwerte ± Standardabweichung

	Zystathionin (µmol/24 Std.)			
männl.	I	II	III	IV
	23,80 ± 7,31	37,30 ± 6,20	18,10 ± 6,81	31,20 ± 8,94
weibl.	17,30 ± 3,05	31,20 ± 4,61	12,30 ± 5,03	20,80 ± 7,34

	Methionin (µmol/24 Std.)			
männl.	I	II	III	IV
	32,60 ± 9,30	46,10 ± 11,00	19,40 ± 6,80	23,40 ± 7,31
weibl.	24,30 ± 5,01	51,20 ± 7,23	29,40 ± 7,31	31,80 ± 8,31

I = Ausgangswert, II = nach L-Methioninbelastung, III = nach Neurotrat® forte, IV = nach wiederholter L-Methioninbelastung

Diabetische Polyneuropathie, Mittelwerte ± Standardabweichung

	Zystathionin (µmol/24 Std.)			
17 Pat.:	I 40,3 ± 5,61	II 188,6 ± 11,6	III 35,1 ± 5,90	IV 50,3 ± 8,42
15 Pat.:	36,1 ± 4,82	88,3 ± 15,31	35,2 ± 3,89	56,3 ± 10,81

	Methionin (µmol/24 Std.)			
17 Pat.:	I 54,6 ± 9,13	II 131,4 ± 10,51	III 39,1 ± 3,81	IV 74,2 ± 10,2
15 Pat.:	40,3 ± 6,31	103,4 ± 20,1	20,1 ± 2,83	54,2 ± 8,34

Alkoholische Polyneuropathie, Mittelwerte ± Standardabweichung

	Zystathionin (µmol/24 Std.)			
16 Pat.:	I 50,2 ± 6,82	II 192,3 ± 15,31	III 32,15 ± 7,32	IV 48,23 ± 9,21

	Methionin (µmol/24 Std.)			
16 Pat.:	I 62,13 ± 10,11	II 145,1 ± 12,34	III 45,91 ± 8,35	IV 81,54 ± 13,21

I = Ausgangswert, II = nach L-Methioninbelastung, III = nach Neurotrat® forte, IV = nach wiederholter L-Methioninbelastung

FROMMHOLD (1976) behandelte zervikale und lumbale Schmerzsyndrome, außerdem Neuralgien und Peronaeusparesen erfolgreich mit Thiamin, Pyridoxin und Cyanocobalamin*). Die Wirkung bestand vor allem in Schmerzlinderung. Auch ein überraschend schneller Effekt auf Paraesthesien war mehrfach zu verzeichnen. Die guten Therapieergebnisse der o. g. Autoren wurden von KUNZE (1979), KUNKEL (1974), SPITZBARTH (1975), ISERMANN (1980) und SAWADE (1974) bestätigt.

Die Vitamine der B-Gruppe sind hochwirksame Substanzen. Pharmakologische und therapeutische Wirkungen hoher Dosen dieser Substanzen haben wenig mit ihren physiologischen Aufgaben und dem tatsächlichen Vitaminbedarf zu tun. Das wird ärztlicherseits inzwischen allgemein anerkannt. Bei Neuropathien werden Mangelzustände der Vitamine B_1, B_6 und B_{12} festgestellt. Störungen des Vitamin-Metabolismus bzw. der Vitaminverwertung werden ebenfalls beschrieben. Auch bei nicht nachgewiesenem Vitamin-B_1-, -B_6- und -B_{12}-Mangel wurden gute Therapieerfolge mit Thiamin, Pyridoxin und Cyanocobalamin*) nachgewiesen und publiziert (KUNZE 1979).

Bei den peripheren Nervenkrankheiten steht einer Vielfalt von Grundkrankheiten und Noxen ein beschränktes klinisches Syndromenspektrum gegenüber. Es manifestieren sich sowohl verschiedene Grundkrankheiten unter gleichartigen neurologisch-klinischen Bildern (z. B. Diabetes mellitus, Urämie, Vitamin-B-Mangel) als auch gleichartige Grundursachen unter verschiedenen klinischen Syndromen. Der periphere Nerv reagiert auf unterschiedliche Noxen, also ziemlich uniform, gleichgültig,

*) verwendet wurde NEUTROTRAT® forte (Wz. Nordmark-Werke)

welche Einwirkungen auf das periphere Neuron vorliegen (SLUGA*).
WOELK*) referierte über die Biochemie der Neuropathien. Bei diesen Erkrankungen kommt es zu einem fehlerhaften Einbau bestimmter Substanzen in die Markscheide. Die daraus folgenden pathologischen Veränderungen der Nervenfaser sind Quellung der Myelinscheide mit Absplitterung der äußeren Lamellen im Sinne einer Detergens-Wirkung, Senkung des Serin-Plasmalogen-Gehalts in der Myelinscheide und damit fehlerhafter Einbau bestimmter Substanzen in die Markscheide, Auflösung des Axons durch Lysophosphatide, Entmischung und Verklumpung des Axoplasmas, sackartige Auftreibung und diffuse Granulierung der axonalen Mitochondrien, Aufnahme von Markfragmenten ins Zytoplasma der SCHWANNschen Scheide, Auftreten von Fettkörnchenzellen und Bildung von Markballen.

Diese Störungen sind elektromyographisch und elektroneurographisch meßbar. Außerdem bestimmen Schmerzen, gestörter Reflexstatus, eingeschränkte Sensibilität und Oberflächensensibilität, Störung der Motorik und vegetative Störungen das klinische Bild.

Bei vielen Polyneuropathien ist der Thiamin-, Pyridoxin- und Cobalamin-Metabolismus gestört. Das kann zu Störungen biokatalytischer Reaktionen führen. Die Serumspiegel verschiedener Substanzen werden erhöht. So wirkt z. B. der erhöhte Pyruvatspiegel direkt toxisch auf das Neuron. Diese Untersuchungsergebnisse basieren sowohl auf experimentellen als auch auf klinischen Arbeiten.

---

*) Herbst-Symposion „Zur Problematik peripher-neurologischer Erkrankungen". Klinikum Großhadern der Universität München, 1. Oktober 1980

Lipid-Zusammensetzung des Myelins des N. ischiadicus bei der experimentellen allergischen Neuritis (EAN).

Lipid*	EAN	Kontrolle
Gesamtphospholipide	25,1	28,4
Phospholipid-Klassen in % der Gesamtphospholipide		
Cholin-Phosphatid-Fraktion	27,1	25,4
Äthanolamin-Phosphatid-Fraktion	32,9	34,8
Serin-Phosphatid-Fraktion	13,1	16,2
Phosphatidylinositol	2,7	5,4
Sphingomyelin	19,6	18,4
Lysoäthanolamin-Glyzerophosphatide	2,0	0,4
Lysocholin-Glyzerophosphatide	2,1	0,2
Zerebroside	10,2	13,4
Sulfatide	0,4	2,0

* Werte in % des Trockengewichts

Phospholipase-A_2-Aktivität des N. ischiadicus bei der experimentellen allergischen Neuritis (EAN).

Substrat	EAN	Kontrolle
1-[^{14}C] stearoyl-2-acyl-sn-glycerin-3-phosphorylcholin	1602 ± 12,1	182 ± 5,6
1-[^{14}C] stearoyl-2-acyl-sn-glycerin-3-phosphoryläthanolamin	1248 ± 11,4	154 ± 4,8

Werte ausgedrückt in nmol hydrolysiertes Substrat x mg^{-1} Protein x h^{-1} ± Standardabweichung.
Aus H. Woelk (1982)

Die hochdosierte Gabe von Thiamin, Pyridoxin und Cyanocobalamin bewirkt durch ihre biokybernetische Verknüpfung eine Normalisierung der gestörten Stoffwechselzyklen, so daß Substanzen, wie z. B. Pyruvat, wieder in der physiologischen Quantität auftreten und somit nicht mehr toxisch auf das Neuron einwirken können. Parallel dazu setzt ein Repairmechanismus des peripheren Neurons ein.

Beim 2. Spitzingsee-Expertengespräch im März 1983 referierte KOGURE über die Wirkung von B-Vitaminen bei der alkoholtoxischen Polyneuropathie. Die Ergebnisse seiner Arbeiten zeigten, daß der eingenommene Alkohol ein Absinken der B-Vitamin-Spiegel im Blut bewirkt. So wurde 13 Stunden nach Alkoholgabe ein Absinken des Thiaminspiegels von 50 auf 30 ng/ml festgestellt. Nach Injektion verschiedener Cobalamine erhöhte sich die Biosyntheserate jener Substanzen wesentlich, die für das Nervengewebe von größter Wichtigkeit sind. So wurde z. B. ein Anstieg von Cephalin und Lecithin im Neuron auf 250% gemessen. Im Plasma und im Gehirn erhöhten sich die Spiegel für Methionin und Leucin. Schon nach 15 Minuten konnte in der Niere nach einer Cobalamininjektion eine Erhöhung der Methionin-Konzentration festgestellt werden. Nach KOGURE bewirkt die Stimulierung der Syntheserate dieser Stoffe eine Wiederherstellung des pathologisch veränderten Nervengewebes, eine Besserung des gestörten Nervenstoffwechsels und eine Besserung der sensiblen und motorischen Dysfunktion des Neurons.
Ebenso konnte über die Ergebnisse eigener klinischer Arbeiten bei der Therapie der Polyneuropathien mit Thiamin, Pyridoxin und Cyanocobalamin berichtet werden. Die bereits oben aufgeführten Arbeiten über den gestörten Methioninstoffwechsel bei Polyneuropathie-Patienten wurden durch weitere Ergebnisse ergänzt (LÁHODA*). Auch die gestörte Transketolase-Aktivität in den Erythrozyten bei Polyneuropathie-Patienten konnte durch die o. g. Therapie wieder normalisiert werden. Parallel dazu besserte sich die pathologische Symptomatik.

*) Herbst-Symposion „Zur Problematik peripher-neurologischer Erkrankungen". Klinikum Großhadern der Universität München, 1. Oktober 1980

Allein in der Bundesrepublik hat man mit einer Million Patienten zu rechnen, die an einer Polyneuropathie erkrankt sind. Wie auf einem Expertengespräch am Spitzingsee im April 1982 festgestellt wurde, ist eine Behandlung mit neurotropen Vitaminen, wenn sie schon beginnt, bevor sich die Symptomatik verfestigt hat, durchaus vielversprechend (ZIMMERMANN et al. 1982).

Zusammenfassung

Es konnte nachgewiesen werden, daß Thiamin, Pyridoxin und Cyanocobalamin bei Neuropathien unterschiedlicher Genese Schmerzlinderung, Normalisierung des gestörten Reflexstatus, Wiederherstellung der eingeschränkten Sensibilität einschließlich der Oberflächensensibilität, Normalisierung der Motorik und damit der Funktion bewirken. Die den Schmerz lindernde Wirkung von Thiamin, Pyridoxin und Cyanocobalamin ist weniger als Hemmwirkung im cerebralen oder peripheren Bereich, wie man es von den Analgetika her kennt, zu verstehen, sondern läuft offenbar parallel mit dem Repairmechanismus des peripheren Neurons.

LITERATUR

Abramsky, O.: J. Amer. Geriat. Soc. 20 (1972), 93: „Common and Uncommon Neurological Manifestations as Presenting Symptoms of Vitamin B_{12}-Deficiency"

Adams, P. W. et al.: LANCET I (1976), 7963, 759: „Influence of oral contraceptives, Pyridoxine (Vitamin B_6) and Tryptophan on Carbohydrate Metabolism"

Axt, F. et al.: Fortschr. Neurol. Psychiat. 24 (1956), 369: „Vitamin-B-Stoffwechsel und Polyneuritis bei Isoniazidbehandlung"

Bammer, H. et al.: Münch. med. Wschr. 107 (1965), 1629: „Die Behandlung der idiopathischen Polyneuritis"

Bammer, H.: Z. Neurol. 202 (1972), 165: „Die B-Vitamine aus neurologischer Sicht"

Banerji, N. K., u. Hurwitz, L. J.: Acta Neurol. Scand. 47 (1971), 485: „Nervous system manifestations after gastric surgery"

Basarab, A.: Mat. Med. Nordm. 26 (1974), 224: „Neurotrat® forte"

Bean, W. B.: Amer. J. med. Sci. 220 (1950): „An Effect of Vitamin B_{12} on Pain in Nutritional Neuropathy"

Beck, H.: Med. Welt I (1958), 922: „Das Schulter-Arm-Syndrom und seine Behandlung mit Vitamin B_{12}"

Berndt, S. F., u. Pflughaupt, K. W.: Verh. Dtsch. Gesellschaft. Inn. Med. 83 (1977), 1415: „Bestimmung des Vitamin B_1-Haushaltes mit ^{35}S-Thiamin"

Bethke, G. et al.: Int. Z. Vit. Ern. Forsch. 43 (1973), 426: ,,Eine Mikromethode zur Bestimmung der erythrocytären Transketolase-Aktivität"

Bischoff, A. et al.: Münch. med. Wschr. 117 (1975), 1593: ,,Polyneuropathie bei Vitamin B_{12}- und Folsäuremangel"

Björnsson, O. G. et al.: Br. J. Clin. Pract. 33 (1979), 119: ,,Wet beri-beri in an alcoholic after gastrectomy"

Blass, J. P. et al.: Arch. Neurol. 25 (1971), 449: ,,Clinical Studies of a Patient with Pyruvate Decarboxylase Deficiency"

Blum, K. U.: Med. Klin. 65 (1970), 1093: ,,Probleme der Vitaminforschung der Vitamin-B-Gruppe"

Bonjour, J. P.: Int. J. Vit. Nutr. Res. 50 (1980), 215: ,,Vitamins and Alcoholism - III. Vitamin B_6"

Borst, J. G. G. et al.: Ned. Tijdschr. Geneesk. 124 (1980), 1411: ,,Het ontstaan van cardiale beriberi met polyneuritis tijdens overvloedig en langdurig gebruik van magnesium-trisilicaat"

Boston, L. Y.: Vopr. Med. Khim. 21 (1975), 339: ,,Aktivnost' transketolazy eritrotsitov kak pokazatel' obespechennesti organizma tiaminom"

Brin, M. et al.: J. Amer. med. Ass. 187 (1964), 762: ,,Erythrocyte as a Biopsy Tissue for Functional Evaluation of Thiamine Adequacy"

Brown, R. R.: Acta Vitaminol. Enzymol. 29 (1975), 151: ,,Effects of Oral Contraceptives on Tryptophan Metabolism and Vitamin B_6 Requirements in Women"

Buddecke, E.: in: Pathobiochemie - Lehrbuch für Studierende und Ärzte, Walter de Gruyter (1978), 187: „Thiamin“

Buckle, R. M.: Metabolism 14 (1965), 141: „Blood Pyruvic and Alpha-Ketoglutaric Acids in Thiamine Deficiency“

Brühl, W.: Med. Welt II (1962), 2741: „Neurotrope Vitamintherapie“

Brunnette, M.: Nutr. Rev. 32 (1974), 95: „Thiamine-Responsive Lactic Acidosis“

Carmel, R.: Ann. Int. Med. 88 (1978), 647: „Nutritional vitamin-B_{12} deficiency. Possible contributory role of subtle vitamin-B_{12} malabsorption“

Castrillon-Oberndorfer, W. L.: Therapiewoche 19 (1969), 1622: „Beitrag zur Pathogenese diabetischer Komplikationen“

Cheng, C. H. et al.: J. Nutr. 106 (1976), 1678: „Leukocyte transketolase activity as an indicator of thiamine nutriture in rats“

Christmann, W.: Ärztl. Prax. 18 (1966), 1462: „Therapeutische Anwendungsmöglichkeiten einer Vitaminkombination“

Cohen, S.: New Engl. J. Med. 266 (1962), 1268: „Thalidomide polyneuropathy“

Dastur, K. D. et al.: Brit. J. Nutr. 36 (1976), 143: „The B-vitamins in malnutrition with alcoholism“

De Crousaz, G.: Schweiz. med. Wschr. 99 (1969), 801: „Le tableau clinique actuel des neuropathies par carence en vitamine B_{12}“

Delga, J. et al.: La Presse méd. 71 (1963), 177: ,,Nouvelle forme d'administration de la vitamine B_{12} l'Hydroxocobalamine''

Delzant, G. et al.: La Nouv. Presse méd. 1 (1972), 25: ,,Beri-beri chez un Français de 12 ans - Anomalie de la phosphorylation de la thiamine''

Dennert, R. et al.: Fortschr. Med. 94 (1976), 595: ,,Zur Therapie der Zerviko-Brachialgie''

Dreyfus, P. M.: J. Nutr. Sci. Vitaminol. (Tokyo) 22 (1976), Suppl. 13: ,,Thiamine and the nervous system: an overview''

Dreyfus, P. M. et al.: Schweiz. med. Wschr. 93 (1963), 1655: ,,Le système nerveux et la carence en thiamine''

Dyck, P. J., Thomas, P. K., u. Lambert, E. H.: in: Peripheral Neuropathy Volume II (1975), W. B. Saunders Company, Philadelphia, London, Toronto: ,,Polyneuropathy due to specific Vitamin Deficiencies''

Efremow, W. W. et al.: Vopr. Pitan 2 (1975), 29: ,,Vitamin-B_1-Stoffwechsel von Albinoratten nach langdauernder Alkoholdiät''

Ellis, J. et al.: Amer. J. Clin. Nutr. 32 (1979), 2040: ,,Clinical results of a cross-over treatment with pyridoxine and placebo of the carpal tunnel syndrome''

Engel, P.: Fortschr. Med. 93 (1975), 1745: ,,Neurotrope Vitamine bei rheumatischen Erkrankungen''

Erbslöh, F. et al.: Med. Klin. 58 (1963), 50: ,,Klinik und Pathogenese neurologischer Krankheitsbilder beim Diabetes mellitus''

Feltkamp, H. et al.: Clin. Chim. Acta 53 (1974), 305: ,,Aktivitätsmessung der erythrozytären Glutamat-Oxalacetat-Transaminase unter der Einnahme von hormonalen Kontrazeptiva und Pyridoxin beim Menschen"

Fennelly, J. et al.: Brit. Med. J. II (1964), 1290: ,,Peripheral Neuropathy of the Alcoholic: I, Aetiological Role of Aneurin and Other B-complex Vitamins"

Fieschi, A. et al.: Minerva Med. 59 (1968), 2294: ,,Trattamento endovenoso con betametasone fosfato ed idrossocobalamina di alcune sindromi dolorose da sofferenzy radicolare"

Frommhold, H.: Mat. Med. Nordm. 28 (1976), 120: ,,Neurotrope Vitamine in der orthopädischen Praxis"

Gater, K. D. et al.: Int. Z. Vitamin-forsch. 44 (1974), 64: ,,Untersuchungen zur Synthese und zum Abbau der Pyruvatdehydrogenase in Thiaminmangeltieren"

Gilroy, J.: Amer. J. Med. 40 (1966), 368: ,,Clinical, Biochemical and Neurophysiological Studies of Chronic Interstitial Hypertrophic Polyneuropathy"

Glad, B. W. et al.: Amer. J. Med. 65 (1978), 69: ,,Atrophic beriberi. A complication of jejunoileal bypass surgery for morbid obesity"

Glaser, A.: Z. Allg. med. 54 (1978), 1516: ,,Periphere neurologische Erkrankungen"

Gorenstein, B. I. et al.: Vopr. Med. Khim. 17 (1972), 58: ,,Characteristics of Acute B_1 Avitaminosis Caused by Thiamine Antimetabolites"

Goto, I. et al.: Amer. J. Med. Sci. 253 (1967), 431: ,,Pyruvic and Lactic Acid Metabolism in Muscular Dystrophy, Neuropathies and Other Neuromuscular Disorders‘‘

Hampp, H.: Dtsch. med. Wschr. 80 (1955), 2. Halbj., 1139: ,,Vitamin-B_{12}-Behandlung in der Neurologie‘‘

Hartmann, G. et al.: Int. Z. Vitamin-forsch. 37 (1967), 171: ,,Thiaminaktivität bei Adipösen unter völliger Kalorienrestriktion‘‘

Heilmann, E.: Dtsch. med. Wschr. 104 (1979), 310: ,,Therapie des Vitamin-B_{12}-Mangels‘‘

Heilmann, E. et al.: Schweiz. med. Wschr. 108 (1978), 1920: ,,Folsäure und Vitamin B_{12} bei chronischen Alkoholikern‘‘

Heinrich, H. C.: Kongreßbericht 80. Tagung 1973, 52. Nordwestdeutsche Ges. für Inn. Med., Hans. Verlagskontor, Lübeck: ,,Arzneimittelinduzierte Vitaminmangelzustände‘‘

Hieber, H.: Med. Mschr. 28 (1974), 545: ,,Die Behandlung vertebragener Schmerzen und Sensibilitätsstörungen mit hochdosiertem Hydroxocobalamin‘‘

Hiller, E. et al.: Dtsch. med. J., H. 12 (1959), 399: ,,Erfahrungen mit hochdosierter Vitamin-B_{12}-Therapie‘‘

Hoetzel, D.: J. Nutr. Sci. Vitaminol. 22 (1976), Suppl. 41: ,,Thiamine Status of Human Subjects, Estimated by Biochemical Methods‘‘

Hoffmann: ,,Die Rolle der Vitamine in der Schmerztherapie.‘‘ Inaugural-Dissertation 1976

Hueber, E. F.: Wien. klin. Wschr. 76 (1964), 224: ,,Über die Anwendung von Thianeuron, einem neuen oral wirksamen Vitamin-B_1-Präparat, zur Therapie neuritischer Schmerzen"

Irskens, K. J.: Tuberkulosearzt 18 (1964), 811: ,,Erkennung und Behandlung der INH-Neuritis"

Isermann, H.: Med. Mo. Pharm. 3 (1980), 168: ,,Polyneuropathien"

Itokawa, Y.: J. Nutr. Sci. Vitaminol. 22 (1976), Suppl. 17: ,,Thiamine and nerve membrane"

Iwata, N. et al.: Jap. J. Pharmacol. 27 (1977), Suppl. 31 P: ,,Effects of vitamin B complex on functional degeneration of peripheral nerve fibers in alloxan-induced diabetic rats"

Jähnischen, S.: Med. Welt I (1966), 360: ,,Erfahrungen aus der Praxis mit dem Vitamin-Kombinations-Präparat ‚Medivitan' "

Januschke, D. et al.: Z. Ernährungsw. 12 (1973), 261: ,,Pyruvat- und alpha-Ketoglutaratatmung in Mitochondrien der Thiaminmangelratte"

Jaursch, U.: Ärztl. Prax. 16 (1964), 802: ,,Erfahrungen mit einer neurotropen Vitaminkombination"

Kalow, W.: Ann. NY Acad. Sci. 179 (1971), 654: ,,Topics in pharmacogenetics"

Kanig, K.: Akt. Fragen Psychiat. Neurol. 7 (1969), 60 (Karger, Basel/New York): ,,Die Vitamine in der Neurologie"

Kanig, K.: Hippokrates Verlag, Stuttgart 37 (1966), 749: ,,B-Vitamine und Nervensystem"

Kanig, K.: Berl. Med. 1 (1965), 6: ,,Die Bedeutung der B-Vitamine für das Nervensystem"

Kayser-Gatschalian, M. C. et al.: J. Neurol. 214 (1977), 183: ,,Peripheral neuropathy with vitamin B_{12} deficiency“

Khan, M. A., u. Wakefield, G. S.: Lancet II (1963), 7624, 768: ,,Vitamin-B_{12}-Deficiency and Diabetic Neuropathy“

Kochetov, G. A. et al.: Anal. Biochemistry 48 (1972), 286: ,,A New Method for Continuous Recording of the Transketolase“

Koslova, T. A.: Klin. Med. 9 (1964), 85: ,,Lesions of the peripheral nervous system in systemic lupus erythematosus“

Krishnaswamy, K.: Nutr. Metabol. 17 (1974), 55: ,,Methionine Metabolism in Pyridoxine Deficiency“

Kunkel, F.: Mat. Med. Nordm. 26 (1974), 340: ,,Herpes zoster“

Kunze, K.: Mat. Med. Nordm. 31 (1979), 190: ,,Polyneuropathien“

Kuznetzov, V. N.: Zh. Nevropat. Psikhiatr. 74 (1974), 1601: ,,Veränderungen des peripheren Nervensystems bei Erkrankungen der Verdauungsorgane“

Láhoda, F.: Fortschr. Med. 100 (1982), 1759: ,,Therapeutische Möglichkeiten bei Polyneuropathien“

Láhoda, F.: Münch. med. Wschr. 118 (1976), 1661: ,,Störungen des Methionin-Stoffwechsels bei Polyneuropathien“

Láhoda, F.: Sexualmed. 8 (1979), 64: ,,Pyridoxinmangel unter oraler Kontrazeption: Bei Dauermedikation substituieren“

Láhoda, F.: Berichte aus der Forschung 47, Juni 1982 – Ludwig-Maximilians-Universität, München: ,,Untersuchungen zur diabetischen Polyneuropathie“

Langohr, H. D.: in: Deutsche Gesellschaft für Neurologie 12.–16. 4. 1980 Wiesbaden (Galenus Mannheim): ,,Enzymatische Untersuchungsverfahren zum Nachweis eines Vitamin B_1-, B_2- und B_6-Mangels bei neurologischen Erkrankungen"

Langohr, H. D.: Med. Welt 31 (1980), 171: ,,Neurologische Komplikationen bei chronischem Alkoholabusus"

Laricheva, G. I.: Zh. Nevropat. Psikhiatr. 69 (1969), 890: ,,The Clinical Picture of Alcoholic Encephalopathy"

Layzer, R. B.: Lancet II (1978), 1227: ,,Myeloneuropathy after prolonged exposure to Nitrous Oxide"

Lehtovaara, R. et al.: Scand. J. Clin. Lab. Invest. 21 (1968), Suppl. 101, 121: ,,Vitamin B_{12} and Folate Serum Levels in Polyneuropathies"

Levy, I.: Trans. Amer. neurol. Ass. 75 (1950), 267: ,,The use of Vitamin B_{12} in the Symptomatic Treatment of Peripheral Neuropathy"

Lumeng, L., u. Ting-Kai Li: J. Clin. Invest. 53 (1974), 693: ,,Vitamin B_6 Metabolism in Chronic Alcohol Abuse Pyridoxal Phosphate Levels in Plasma and the Effect of Acetaldehyde on Pyridoxal Phosphate Synthesis and Degradation in Human Erythrocytes"

Madeddu, A. et al.: Clin. Ter. 58 (1971), 409: ,,L'uso del cobamide coenzima nelle polineuriti alcooliche e forme associate"

Mayer, R. F.: Arch. Neurol. 13 (1965), 355: ,,Peripheral Nerve Function in Vitamin B_{12} Deficiency"

McIntyre, N. et al.: Brit. Med. J. III (1971), 5774, 567: ,,Cardiac Beriberi: Two Modes of Presentation"

Miller, L. T. et al.: J. Nutr. 93 (1967), 53: „Effect of Protein Intake on the Development of Abnormal Tryptophan Metabolism by Men during Vitamin B_6-Depletion“

Mumenthaler, M.: Ärztl. Prax. 29 (1977), 241: „Alkoholische Nervenschädigungen“

Musajo, L. et al.: Advanc. clin. Chem. 7 (1964), 63: „Aspects of Disorders of the Kynurenine Pathway of Tryptophan Metabolism in Man“

Neundörfer, B.: akt. neurol 1 (1974), 169: „Die alkoholische Polyneuropathie“

Neundörfer, B.: Der Nervenarzt 48 (1977), 500: „Klinische Diagnose und Verlauf der Wernicke-Encephalopathie“

Neundörfer, B.: Der Nervenarzt 51 (1980), 207: „Neurologische Störungen bei Hyper- und Hypovitaminosen“

Neundörfer, B.: Mat. Med. Nordm. 32 (1980), 237: „Hyper- und Hypovitaminosen in der Neurologie“

O'Doherty, D. S. et al.: J. Amer. med. Ass. 183 (1963), 157: „Cyanocobalamin – Placebo or Valid Therapy“

Olivarius, B. et al.: Acta Neurol. Scand. 44 (1968), 347: „Myelopathy Following Partial Gastrectomy“

Park, Y. K. et al.: J. Nutr. 100 (1970), 110: „Effect of Vitamin B_6 Depletion in Adult Man on the Excretion of Cystathionine and Other Methionine Metabolites“

Popescu, F. et al.: Ärztl. Prax. 28 (1976), 836: „Neuroaxonale Degeneration“

Potier, J. C. et al.: Nouv. Presse méd. 2 (1973), 2412: ,,Avitaminose B_1 a expression cardiaque et neurologique. A propus d'un cas"

Pribilla, W. et al.: Dtsch. med. Wschr. 88 (1963), 2369: ,,Über den Wert des Urinsekretionstests mit radioaktivem Vitamin B_{12} für die Diagnose und Differentialdiagnose der funikulären Spinalerkrankung"

Reinken, L. et al.: Int. Z. Vitamin- u. Ernährungs-Forsch. 44 (1974), 75: ,,Vitamin-B_6-Mangel als Ursache der perioralen Dermatose nach Einnahme oraler Contraceptiva"

Reisner, H.: Dtsch. Ärztebl. 73 (1976), 881: ,,Neurologische Syndrome bei Erkrankungen des Magen-Darm-Traktes"

Rieder, H. P. et al.: Z. Ernährungsw. 19 (1980), 1: ,,Untersuchungen zum Vitamin-Status bei diabetischer Neuropathie (Thiamin, Riboflavin, Pyridoxin, Cobalamin und Tocopherol)"

Robertson, D. H. H. et al.: Acta Trop. 21 (1964), 239: ,,Observations on the polyneuropathy and the disordered pyruvate metabolism induced by nitrofurazone incases of sleeping sickness due to Trypanosoma rhodesience"

Röhrle, E.: Med. Welt, 2. Halbj. (1966), 2217: ,,Praktische Erfahrungen mit Medivitan, eine Vitamin-Kombination mit besonders hohem B_{12}-Anteil"

Roos, D.: Acta Neurol. Scand. 50 (1974), 719: ,,Neurological Symptoms and Signs in a selected Group of Partially Gastrectomized Patients with Particular Reference to B_{12} Deficiency"

Roos, D.: Acta Neurol. Scand. 56 (1977), 551: „The Vibration Perception Threshold in Gastrectomized Patients with Low Serum B_{12}, A Clinical and Biothesiometric Follow-Up After Intensive B_{12}-Therapy“

Rose, D. P. et al.: Amer. J. Clin. Nutr. 29 (1976), 956: „Effect of oral contraceptives and vitamin B_6 supplements on alanine and glycine metabolism“

Ross, J. et al.: Med. Klin. 62 (1967), 1795: „Funikuläre Spinalerkrankungen nach Gastrektomie und nach Magenresektion“

Säker, G. et al.: Münch. med. Wschr. 98 (1956), 906: „B_{12} in der Neurologie“

Sancetta, S. M. et al.: Ann. int. Med. 35 (1951), 1028: „The use of Vitamin B_{12} in the Management of the neurologic manifestations of Diabetes Mellitus, with notes on the administration of massive doses“

Sauer, H., u. Düssler, A.: Dtsch. med. Wschr. 79 (1954), 1046: „Über das Krankheitsbild der diabetischen Polyneuritis und seine Behandlung mit Vitamin B_{12}“

Sawade, H.: Mat. Med. Nordm. 26 (1974), 283: „Neurotrope Vitamine“

Smith, R. et al.: Brit. med. J. III (1967), 34: „Sudden Onset of Psychosis in Association with Vitamin B_{12}- Deficiency“

Sollberg, G.: Med. Welt I. Halbj. (1965), 545: „Erfahrungen mit einer Hydroxocobalamin-Präparation (Neurogrisevit) in der Neurologie“

Somogyi, J. C.: J. Nutr. Sci. Vitam. 22 (1976), Suppl. 29: „Early Signs of Thiamine Deficiency“

Spitzbarth, W.: Mat. Med. Nordm. 27 (1975), 51: ,,Erfahrungen mit Neurotrat® forte"

Springett, V. H.: Practitioner 215 (1975), 1288, 480: ,,The Treatment of Tuberculosis"

Stepp, W. et al.: Enke - Stuttgart 1952: ,,Die Vitamine und ihre klinische Anwendung"

Scheid, W.: Lehrbuch der Neurologie, Thieme-Verlag (1980), 950: ,,Polyneuropathien bei definierten Avitaminosen"

Schiffter, R. et al.: Dtsch. Ärztebl. H. 46 (1979), 3044: ,,Ist Vitamin B_1 ein Heilmittel gegen Neuropathien?"

Schmitt, H. W.: Med. Welt, 1. Halbj. (1968), 1196: ,,Zur Behandlung des zervikalen Schmerzsyndroms"

Schotten, P.: Münch. med. Wschr. 111 (1969), 2237: ,,Beitrag zur Behandlung zervikaler und lumbaler Schmerzsyndrome"

Schrader, A.: Med. Welt 31 (1980), 916: ,,Die diabetische Polyneuropathie"

Schrader, A. et al.: Acta neurol. 1 (1974), 213: ,,Zur Therapie polyneuritischer Krankheitsbilder"

Takahashi, K. et al.: Arch. Neurol. 33 (1976), 836: ,,Axonal Degeneration in Beriberi Neuropathy"

Tant, D. et al.: Brit. Med. J. II (1976), 6042, 797: ,,Megaloblastic anaemia due to pyridoxine deficiency associated with prolonged ingestion of an oestrogen-containing oral contraceptive"

Tomasi, A. et al.: Acta Vitam. Enzymol. 23 (1969), 208: ,,L'attività transchetolasica degli eritrociti di etilisti cronici in condizioni di presumibile carenza tiaminica"

Ulbricht, W.: Dtsch. med. J. 17 (1966), 481: „Intrathekale Vitamin B_{12}-Anwendung bei neurologischen Erkrankungen"

Vaitl, P.: Brit. Med. J. II (1972), 5811, 468: „Tuberculosis Chemotherapy"

Vo-Khactu, K. P. et al.: J. Lab. Clin. Med. 83 (1974), 983: „An improved NADH-dependent transketolase assay for assessing thiamine nutriture"

Werner, W., u. Mortillaro, M.: Nervenarzt 43 (1972), 458: „Zur Frage der peripheren Nervenläsionen bei neurologischen B_{12}-Mangelsyndromen"

Werner, W.: Mat. Med. Nordm. 29 (1977), 131: „Die Vitamine B_1, B_6 und B_{12} aus biokybernetischer Sicht"

Woelk, H.: Fortschr. Med. 100 (1982), 1709 „Polyneuropathien"

Woodrow, M.: Curr. ther. Res. 2 (1960), 305: „The use of long-acting Vitamin B_{12} (Ducobee Depot) in 420 patients in a general medical practice"

Yabuki, S. et al.: Folia psychiat. neurol. jap. 30 (1976), 517: „Juvenile Polyneuropathy due to Vitamin B_1 Deficiency – Clinical Observations and Pathogenetic Analysis of 24 Cases –"

Zimmermann, M. et al.: Münch. med. Wschr. 124 (1982), Nr. 25, 14: „Polyneuropathien im Vorfeld behandeln. Therapeutischer Nihilismus ungerechtfertigt"